"十四五"普通高等教育本科部委级规划教材

普通高等学校生物制药产教融合系列教材

生物药分析与质控

Shengwuyao Fenxi Yu Zhikong

薛依婷　周元元　黄维民◎主编

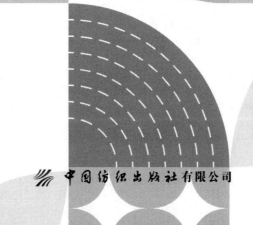

中国纺织出版社有限公司

内 容 提 要

本教材坚持以职业岗位能力培养为主线，以素质养成为根本，围绕目前生物制药企业的主流大分子药物：重组蛋白药物、多糖药物、单克隆药物、疫苗、血液制品、基因药物，总结各类大分子药物质量控制的必要性以及在实际生产中的质量标准要求，并针对质量控制中的难点通过案例进行分析解读，提供相应的SOP，培养适应药品质量检验与质量管理岗位需要，具有质量意识、工匠精神和创新意识，掌握药品质量检验与质量管理等相关工作所必备的专业知识和技术技能，面向医药制造业相关领域从事药品质量检测和质量管理等工作的高素质技术技能人才。

图书在版编目（CIP）数据

生物药分析与质控／薛依婷，周元元，黄维民主编. --北京：中国纺织出版社有限公司，2023.11
"十四五"普通高等教育本科部委级规划教材
ISBN 978-7-5229-1037-6

Ⅰ．①生… Ⅱ．①薛… ②周… ③黄… Ⅲ．①生物制品—药物分析—高等学校—教材②生物制品—质量控制—高等学校—教材 Ⅳ．①R917②TQ464

中国国家版本馆 CIP 数据核字（2023）第 179753 号

责任编辑：金 鑫 国 帅 责任校对：高 涵
责任印制：王艳丽

中国纺织出版社有限公司出版发行
地址：北京市朝阳区百子湾东里 A407 号楼 邮政编码：100124
销售电话：010—67004422 传真：010—87155801
http://www.c-textilep.com
中国纺织出版社天猫旗舰店
官方微博 http://weibo.com/2119887771
三河市宏盛印务有限公司印刷 各地新华书店经销
2023 年 11 月第 1 版第 1 次印刷
开本：787×1092 1/16 印张：8.25
字数：187 千字 定价：49.80 元

普通高等学校生物制药产教融合系列教材
编委会成员

主　任　冀　宏　常熟理工学院

　　　　李　智　智享生物（苏州）有限公司

副主任　滕小锘　苏州沃美生物有限公司

　　　　张　扬　常熟理工学院

　　　　陈梦玲　常熟理工学院

成　员（按姓氏笔画排序）

　　　　王德朋　苏州百因诺生物科技有限公司

　　　　邢广良　常熟理工学院

　　　　许静远　常熟理工学院

　　　　孙先宇　常熟理工学院

　　　　孙海燕　常熟理工学院

　　　　李　杰　常熟理工学院

　　　　李　智　智享生物（苏州）有限公司

　　　　杨志刚　常熟理工学院

　　　　吴凌天　常熟理工学院

　　　　何卫刚　常熟理工学院

　　　　张　扬　常熟理工学院

　　　　陈梦玲　常熟理工学院

　　　　郁建峰　常熟理工学院

　　　　罗　兵　常熟理工学院

　　　　季万兰　江苏梁丰食品集团有限公司

　　　　周元元　常熟理工学院

　　　　郑茂强　常熟理工学院

　　　　赵晓剑　苏州百因诺生物科技有限公司

　　　　俞丽莎　常熟理工学院

　　　　顾志良　常熟理工学院

　　　　徐　璐　常熟理工学院

　　　　郭凌媛　常熟理工学院

　　　　诸葛鑫　智享生物（苏州）有限公司

　　　　黄　娟　常熟理工学院

　　　　黄维民　苏州市华测检测技术有限公司

　　　　滕小锘　苏州沃美生物有限公司

　　　　薛依婷　常熟理工学院

　　　　冀　宏　常熟理工学院

《生物药分析与质控》编委会

前　言

药品质量贯穿于药品的整个生命周期中，从研发、生产到使用的全链条过程，药品质量至关重要，既要满足安全的基础条件，又要符合药物固有的医学治疗要求，直接关系到人们的身体健康和生命安全，也影响经济发展和社会和谐。随着生物技术的快速发展以及人们对生命安全的日益关注，生物药物的应用越来越广泛，本教材积极响应党的二十大精神，以习近平新时代中国特色社会主义思想为指导，把保障人民健康放在优先发展的战略地位。为适应生物制药相关企业、检验机构、研发机构等对生物药品质量检测和质量管理相关专业人才的需要，特编写此教材供生物制药相关专业学生使用。

生物药物是除化学药物、中药外的第三大类药物，是利用生物体、生物组织或器官等成分，综合运用传统技术和现代生物技术制成的用于预防、诊断、治疗疾病和帮助机体恢复正常功能的生理活性物质。生物药物包括基因工程药物、基因工程疫苗、新型疫苗、诊断试剂、微生态制剂、血液制品及代用品等。生物药物十分接近于人体的正常生理物质，与化学药相比，具有高效、安全、特异性强、毒副作用小的优点。

国内生物医药行业起步较晚但发展迅速，2017 年开始进入爆发增长阶段。根据弗若斯特沙利文报告，2019 年中国生物药市场规模达 3172 亿元。随着可支付能力提高、患者群体增长以及医保覆盖范围扩大，2021 年生物药市场达到 4644 亿元。但生物药物研发具有"高投入、高风险、高产出、长周期"的特点，行业竞争激烈，目前国内外重点开发的生物产品有抗体药物、重组蛋白药物、疫苗、核酸药物和细胞治疗产品。

（1）抗体药物。重点开发针对肿瘤、免疫系统疾病、心血管疾病和感染性疾病的抗体药物，如治疗高胆固醇血症的 PCSK9 抑制剂、肿瘤免疫治疗药物 PD-1/PD-L1、治疗骨质疏松的 RANKL 等临床价值突出的新药。加快抗体偶联药物、双功能抗体、抗体融合蛋白等新型抗体的研发。推动临床需求量大的生物类似药大品种产业化，重点是针对 TNF-α、CD20、VEGF、Her2、EGFR 等靶点的产品，提高患者用药可及性。

（2）重组蛋白质药物。重点针对糖尿病、病毒感染、肿瘤等疾病，开发免疫原性低、稳定性好、靶向性强、长效、生物利用度高的新产品。根据我国糖尿病治疗需求，提升长效胰岛素、预混胰岛素产业化水平，加快开发胰高血糖素样肽-1（GLP-1）类似物等新品种。推动具有重大需求的重组人白蛋白、基因重组凝血因子等产品的产业化。建立与国际接轨的质量控制体系，积极开拓国际市场。

（3）疫苗。重点开发针对高致病性流感、疟疾、登革热、结核、艾滋病、埃博拉、寨卡、中东呼吸综合征等重大传染病的疫苗，提高疫苗的应急研发和产业化能力。加快十三价肺炎结合疫苗、宫颈癌疫苗、呼吸道合胞病毒疫苗等临床急需产品的开发及产业化。发展针对肿瘤、免疫系统疾病、感染性疾病的治疗性疫苗以及疫苗新型佐剂和新型细胞基质。发展多联多价疫苗、基因工程疫苗、病毒载体疫苗、核酸疫苗等新型疫苗，实现部分免疫规划疫苗的升级换代。

（4）核酸药物和细胞治疗产品。重点发展 RNA 干扰药物、基因治疗药物以及干细胞和免疫细胞等细胞治疗产品，包括 CAR-T 等细胞治疗产品。

随着生物技术的快速发展以及人们对生命安全的日益关注，生物药物的应用越来越广泛。生物药物由于生产过程的复杂性、易变性及产品质量的特殊性，其药品质量的管控更是重中之重。生物药物多为大分子药物，结构复杂，质控难度大，需要不断地建立和完善多种多样的微生物学、生物学、化学、物理学检测方法，研究和制定相应的质量标准。近两年，随着国家药监政策的不断出台，"四个最严"和飞行检查的常态化，严把质量关已是大势所趋，药企质量部门需要更多高素质人才负责监管药品质量，且一致性评价及药品研发同样需要将质量延伸到药品生命周期的研发前端，真正实现"质量源于设计"的理念。

总之，对于生物药物分析工作者而言，不仅要重视药物的静态常规检测，还要深入药物研发、药物生产、药物储存过程，了解药物在体内的代谢过程等，从而进行生物药物的动态分析监控。因此，需要建立准确度、灵敏度和选择性更高的分析方法，研究应用计算机控制分析操作和数据处理的快速高效的自动化方法，实现分析仪器的连续化、自动化和智能化。

本教材分为 6 章，由常熟理工学院、苏州市华测检测技术有限公司、中国海洋大学、南宁市武鸣区妇幼保健院从事药学相关教学和研究工作的教师、工程师、药师共同编写。其中，常熟理工学院薛依婷、周元元负责整部教材的统稿、校对、定稿等工作，苏州市华测检测技术有限公司黄维民负责思政案例的搜集、整理、编写等工作。第一章由常熟理工学院薛依婷、苏州市华测检测技术有限公司黄维民编写；第二章由常熟理工学院周元元编写；第三章由常熟理工学院薛依婷、南宁市武鸣区妇幼保健院黄梅霖编写；第四章由常熟理工学院周元元和杨志刚编写；第五章由常熟理工学院周元元、南宁市武鸣区妇幼保健院黄梅霖编写；第六章由常熟理工学院薛依婷、中国海洋大学王世欣和辛萌编写。本教材围绕目前生物制药企业的主流大分子药物（重组蛋白药物、多糖药物、单克隆药物、疫苗、血液制品、基因药物），分章进行具体的分析、解读，在各个章节最后设置了思考拓展题以及思政案例，对学生开展思政教育，包括家国情怀、个人品格和科学观方面的教育，教会学生要有责任担当，如何做人和如何做事。

本教材的编写参阅了国内外有关专家的论著、教材、报告和其他大量资料，向这些作者及所有支持本书编写和出版的单位、个人表示衷心的感谢！由于本书的涉及面广，编者水平有限，故书中错误、疏漏和不足之处在所难免，敬请诸位同仁和广大作者斧正，以便修订时进一步完善。

编　者

2023 年 10 月

目　录

图书总码

第一章　重组蛋白药物

本章课件

第一节　重组蛋白药物概述

一、重组蛋白药物的定义

广义的蛋白质药物包括所有化学本质为蛋白质或多肽的产品，如激素、生长因子、细胞因子、蛋白酶、受体分子、单克隆抗体及抗体相关分子、部分蛋白或多肽疫苗等。早期，蛋白质药物主要来源于人或某些特定动物的血浆、体液或组织。这些物质在体内含量极低，难以大量提取，供应有限，动物来源的蛋白药物在疾病治疗中发挥重要作用。但由于生物种属的不同，动物来源的蛋白药物的应用受到了一定的限制：①动物与人体自然产生的蛋白质在氨基酸结构上存在差异，部分患者可能产生抗体；②用于纯化的动物血浆或组织可能存在动物源病毒感染，引起质量控制问题；③一些患者对动物来源的蛋白质有免疫反应。1982年，美国 FDA 批准第一个重组蛋白药物——重组人胰岛素，规避了动物源性原料使用存在的潜在危险，安全性更高，可以获得足够量的商业化药物，开启了任何生物中生产人类生物分子的可能性，带动了生物蛋白药物的快速发展。目前，除胰酶、人血白蛋白等一小部分蛋白质药物是以组织或血浆提取法获得，大多数都是重组蛋白药物。

重组蛋白药物是指采用重组 DNA 技术，对编码目的蛋白的基因进行优化修饰，利用一定载体将目的基因导入适当的宿主细胞表达目的蛋白，经过提取和纯化等技术制备获得的具有生物学活性的蛋白制品，可用于弥补机体由于先天基因缺陷或后天疾病等造成的体内相应功能蛋白的缺失。与传统的小分子化学药物相比，重组蛋白药物治疗效果显著，还有特异性强、毒性低、副作用小、生物功能明确等优势，而且对糖尿病、血友病、蛋白酶缺少导致的罕见病等疾病具有不可替代的治疗作用。

二、重组蛋白药物的分类

经过 30 多年的发展，重组蛋白药物已成为现代生物制药领域最重要的一类产品，主要包含多肽类激素、细胞因子、重组酶等多个细分领域，占据生物药超过 1/3 的市场份额，见表 1-1。

表 1-1　代表性重组蛋白药物及应用领域

细分领域	主要品种	治疗领域
多肽类激素	重组人胰岛素、胰岛素类似物	糖尿病
	重组人生长激素	儿童矮小症等
	重组人促卵泡成熟激素	辅助生殖治疗领域中的促进女性排卵

续表

细分领域	主要品种	治疗领域
细胞因子	重组人干扰素 α、β、γ	乙肝、丙肝及多发性硬化症
	重组人粒细胞集落刺激因子	由肿瘤放、化疗引起的各类血细胞减少的症状，提高患者自身免疫
	重组人粒细胞巨噬细胞刺激因子	
	重组人促红细胞生成素	
	重组人白细胞介素 2、11	
	重组人表皮生长因子	创面伤口愈合恢复
	重组人成纤维细胞生长因子	
重组酶	重组人尿激酶原	急性心肌梗死
	重组人 α 葡萄糖苷酶制剂	庞贝氏病
其他	重组人骨形成蛋白 2	促进骨愈合
	重组水蛭素	血栓性疾病

（一）多肽类激素

激素是由机体的特殊腺体合成和释放，通过循环系统，作用于靶细胞受体并产生特异激动效应的一群微量有机化合物。人体的内分泌组织及其分泌的激素种类很多，见图1-1，主要分为多肽类激素和甾体激素。多肽类激素由氨基酸通过肽键连接而成，最小的多肽类激素可由三个氨基酸组成，如促甲状腺激素释放激素（TRH），多数多肽类激素可由十几个、几十个或上百乃至几百个氨基酸组成。多肽类激素的主要分泌器官是丘脑下部及脑垂体，如促红细胞生成素（EPO）及其类似物、生长激素（hGH）及其类似物、促皮质素、促性腺激素（含黄体生成素、绒毛膜促性腺激素）、胰岛素及其类似物、胰岛素样生长因子等。

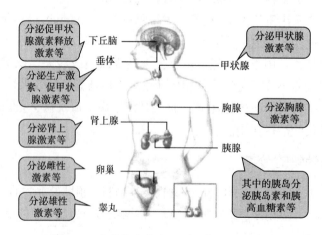

图 1-1 人体的内分泌组织及其分泌的激素

1. 重组人胰岛素及其类似物

胰岛素是由胰脏的胰岛 β 细胞受内外源性物质刺激而分泌的一种蛋白质激素，也是机体内唯一降低血糖的激素，由 A、B 两条肽链共 51 个氨基酸组成（图1-2），在糖尿病治疗中占据重要地位。胰岛素种类众多，根据来源不同，可以分为动物胰岛素（第一代）、重组人胰岛素（第二代）、胰岛素类似物（第三代）。胰岛素类似物利用基因工程技术对人胰岛素的氨基酸序列及结构进行局部修饰，改变胰岛素的理化性质和生物学特征。根据其作用时间长短可分为：速效胰岛素类似物、长效胰岛素类似物、预混胰岛素类似物以及超长效胰岛素类似物（表1-2）。1996 年，美国礼来公司推出了世界首支胰岛素类似物——赖脯胰岛素（优泌乐）。2000 年法国赛诺菲公司上市首支长效胰岛素类似物——甘精胰岛素（来得时）。

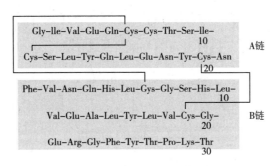

图 1-2　重组人胰岛素结构

表 1-2　常用胰岛素制剂和作用特点

胰岛素制剂	起效时间	峰值时间	作用持续时间
短效胰岛素（RI）	15~60min	2~4h	5~8h
速效胰岛素（门冬胰岛素）	10~15min	1~2h	4~6h
速效胰岛素类似物（赖脯胰岛素）	10~15min	1~1.5h	4~5h
中效胰岛素（NPH）	2.5~3h	5~7h	13~16h
长效胰岛素（PZI）	3~4h	9~10h	长达 20h
长效胰岛素类似物（甘精胰岛素）	2~3h	无峰	长达 30h
长效胰岛素类似物（地特胰岛素）	3~4h	3~14h	长达 24h
预混胰岛素（HI 30R，HI 70/30）	0.5h	2~12h	14~24h
预混胰岛素（50R）	0.5h	2~3h	10~24h
预混胰岛素类似物（预混赖脯胰岛素 30）	10~20min	1~4h	14~24h
预混胰岛素类似物（预混赖脯胰岛素 25）	15min	30~70min	16~24h
预混胰岛素类似物（预混赖脯胰岛素 50）	15min	30~70min	16~24h

2. 促红细胞生成素

促红细胞生成素（Erythropoietin，EPO）是由肾脏和肝脏分泌，对红细胞的生成有增强作用的体液性细胞因子，对慢性肾功能衰竭、恶性肿瘤或化疗、失血等导致的贫血具有良好的作用。1985 年，科学家应用基因重组技术，在实验室获得重组人 EPO（rHuEPO），与天然人 EPO 在分子结构、活性方面基本一致。1989 年，美国 Amgen 公司的 rHuEPO 获得 FDA 批准，取得了巨大的社会和经济效益。

rHuEPO 是一种唾液酸糖蛋白激素，含大约 40% 的糖类，分子量为 3400Da，由 165 个氨基酸组成，含有 4 个半胱氨酸组成的二硫键（Cys7-Cys61 和 Cys29-Cys33），糖基化位点为 Asn24、Asn28、Asn83 和 Ser126，N 端前 27 个高度疏水的氨基酸构成分泌前导肽，见图 1-3。由于 rHuEPO 可以提高血红蛋白含量，增加血液携氧、供氧能力，显著提高有氧运动时间，因而受到一些运动项目和运动员的青睐，经常被作为一种兴奋剂滥用。

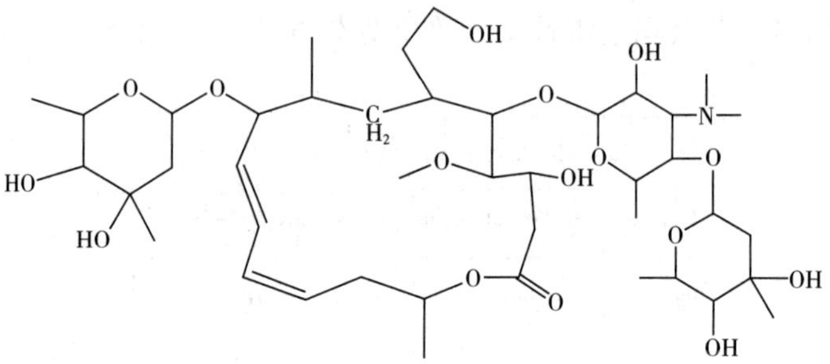

图 1-3　rHuEPO 的结构

（二）细胞因子

细胞因子是由免疫细胞和某些非免疫细胞经刺激而合成、分泌的一类具有广泛生物学活性的小分子蛋白质，具有调节固有免疫和适应性免疫、血细胞生成、细胞生长、APSC 多能细胞以及损伤组织修复等多种功能。细胞因子是目前研究比较热门的重组蛋白药物，可分为白细胞介素、干扰素、肿瘤坏死因子、集落刺激因子、趋化性细胞因子、生长因子等。

1. 白细胞介素

白细胞介素（Interleukin，IL），简称白介素，目前已至少发现 38 种，分别命名为 IL-1~IL-38，功能复杂，成网络复杂重叠。在免疫细胞的成熟、活化、增殖和免疫调节等一系列过程中均发挥重要作用，此外它们还参与机体的多种生理及病理反应。

2. 干扰素

干扰素（interferon，IFN）是一类糖蛋白，具有高度的种属特异性，具有干扰病毒复制、抑制细胞增殖、调节免疫及抗肿瘤等作用。干扰素可以分为 I 型（7 种，如 IFN-α 和 IFN-β）和 II 型（仅有 IFN-γ）。

3. 肿瘤坏死因子

肿瘤坏死因子（tumor necrosis factor，TNF）由于在体内外均可直接杀伤肿瘤细胞而得名。其家族成员约有 30 个，如 TNF-α、TNF-β 等。

4. 集落刺激因子

集落刺激因子（colony stimulating factor，CSF）是一组在体内外均可选择性刺激造血祖细胞增殖、分化并形成某一谱系细胞集落的细胞因子，包括巨噬细胞 CSF、粒细胞 CSF、巨噬细胞/粒细胞 CSF、干细胞因子等。

5. 生长因子

生长因子（growth factor，GF）是一类可介导不同类型细胞生长和分化的细胞因子，根据其功能和所作用细胞的不同，分别命名为转化生长因子（TGF）、神经生长因子（NGF）、表皮生长因子（EGF）、血管内皮细胞生长因子（VEGF）、成纤维细胞生长因子（FGF）等。

6. 趋化性细胞因子

趋化性细胞因子（chemokine）是一类对不同靶细胞具有趋化效应的细胞因子家族，可由白细胞和某些组织细胞分泌，是一个包括60多个成员的蛋白质家族。大部分成员含4个保守的半胱氨酸（cysteine，C），根据其N端半胱氨酸的排列方式，可分为CXC、CC、C、CX3C四个亚族。

第二节　重组蛋白药物的质量监控

一、重组蛋白药物质量控制的必要性

重组蛋白药物作为基因工程药物的一种，其安全性和有效性是临床应用的关键。重组蛋白药物的生产不同于一般药物，它是利用细菌、酵母或哺乳动物细胞作为遗传物质的活宿主来生产用于治疗、诊断用途的目的蛋白，是一项非常复杂的系统工程。在生产过程中，宿主细胞表达的外源基因在转录或翻译、精制、工艺放大过程中，都有可能发生丢失、突变、降解、污染等，不同的培养条件和纯化方法也会影响最终产品的结构和质量。重组蛋白药物还可能会含有传统生产不可能存在的杂质，如微生物细胞表达的产物可能含有细菌内毒素、致敏原，动物细胞表达的产物可能含有核酸类杂质和病毒等。此外，由于表达的目的蛋白分子量大，结构复杂，稳定性相对较差，能作为必需的蛋白质参与体内生物功能调节，极微量就可以发挥显著的效果，任何药物性质或者剂量上的偏差，都可能延误病情或者对机体造成伤害。因此，重组蛋白药物的质量控制与传统生产方法制备的药物有着本质的差别。

鉴于重组蛋白药物生产工艺的特殊性，除需要鉴定最终产品外，还需要从基因的来源及确证、菌种的鉴定入手，对其整个生产工艺的每个环节进行严格控制，确保最终产品的安全有效。为此，各国均制定了严格的质量标准对重组蛋白药物的生产全过程和最终产品进行严格控制。1983年，美国FDA制定了《重组DNA生产的药品、生物制品生产与检定要点》；1987年、1988年和1990年，欧洲共同体分别制定了《基因重组技术医药产品的生产与质量控制》《生物技术医药产品临床前生物安全性试验要求》《生物技术生产细胞因子的质量控制》；1990年原卫生部相继颁布《人用重组DNA制品质量控制要点》与《基因工程人α型干扰素制备与质量控制要点》，为我国第一个重组药物——基因工程干扰素α1b的上市奠定了基础。

随着生物技术的进步和国家科技重大新药创制的实施，新技术、新方法、新品种不断涌现，相应的质控技术和方法也得到了较大提高。1995年，仅有2个重组药物的制造及检定规程纳入《中国生物制品规程》，至2015年版《中华人民共和国药典》（以下简称《中国药典》）三部收载40余种重组蛋白药物，至2020年版《中国药典》中新增人用重组DNA蛋白制品总论和各种生物制品的质量标准。这些质量标准和检定方法有利于加快我国药品质量提升速度，逐步与国际接轨，保障公众日益迫切的用药安全需求，参与国际市场竞争。

二、重组蛋白药物的质量控制

重组蛋白药物的质量与其结构、质量属性及生产工艺相关。重组蛋白药物的生产分为上、中、下游，上游是基于基因工程技术、细胞工程技术的工程细胞构建；中游为人规模细胞培养、重组蛋白生产；下游是重组蛋白纯化与质控。因此，重组蛋白药物的质量控制体系应包括工程细胞质量控制、生产过程质量控制、纯化过程质量控制和最终产品的质量控制，通过整个流程的控制确保蛋白高纯度，杂质降低至可接受水平。

（一）工程细胞质量控制

目前，在重组蛋白药物工业生产中，涉及 3 种重组表达系统，包括大肠杆菌、酵母和哺乳动物 CHO 细胞系。在广泛筛选表达系统时，蛋白的高表达量、翻译后修饰质量和遗传稳定性是主要的标准。不同的表达系统具有各自的优缺点，需要根据产品的特性选择合适的系统和宿主（表 1-3）。

表 1-3　重组蛋白药物的表达系统比较

表达系统	优点	缺点
大肠杆菌	表达系统最为简单，营养需求简单、易于遗传和发酵操作、周期短，多种表达质粒和宿主可供选择。主要用于多肽类药物的生产，如重组人胰岛素和重组甲状旁腺激素等	缺乏翻译后修饰机制，内毒素的存在可能会使患者对药物产生免疫反应
酵母系统	酿酒酵母系统：可以在无蛋白培养基中快速生长，存在翻译后修饰机制和细胞外分泌产物的能力，基因以单拷贝至多拷贝形式稳定地整合到宿主基因组中，可供大规模商业化蛋白的稳定生产 毕赤酵母系统：多种具有翻译后修饰功能的高表达菌株且可高密度生长，易于发酵放大，成本相比 CHO 细胞系便宜，具有较强的甲醇诱导型启动子（AOX）和组成型（pGAP）启动子、多种商业化的载体和菌株	酿酒酵母：重组蛋白过表达可能导致在细胞内积累和产量下降，关于翻译后修饰，在细胞内往往导致过糖基化蛋白的产生 毕赤酵母：在存在碳源如葡萄糖、甘油或乙醇时，启动子 AOX1 被强烈抑制
CHO 细胞系	可以产生与人同源性最高的重组蛋白，保证正确的折叠与糖基化	需要营养更丰富的培养基，生长条件严苛，生长周期较长，基因导入和细胞发育比微生物系统更为烦琐

工程细胞主要包括表达载体、宿主细胞，其来源、管理与检定应符合"生物制品生产检定用菌毒种管理与质量控制"和"生物制品生产检定用动物细胞基质制备及质量控制"的相关要求。应建立细胞种子、主细胞库及工作细胞库，其中主细胞库来自细胞种子，工作细胞库来自主细胞库。

（二）生产过程质量控制

生产工艺应稳定可控，并有明确的过程控制参数（如培养基、温度、pH、接种量和生产动力学等），以确保目的蛋白的安全有效和质量可控。

（1）细胞培养。

生产过程中使用的各种原材料应符合既定用途的质量标准要求。

（2）有限传代水平的生产。

应确保生产过程中表达载体细菌或细胞的传代不超过最高限定代次；应根据生产过程中培养、增殖和表达量一致性的研究，确定终止培养、废弃培养物以及摒弃收获物的技术参数。

（3）连续培养生产。

根据系统特定、稳定性、培养期间产品一致性的研究资料，确定连续培养的最长周期以及全过程检测要求，包括生产过程中产品的变异体或其他培养参数未超过标准限度。应对收获阶段的微生物污染进行常规检测，收获物后续加工中批次的确定应清晰并易于追溯。

（三）纯化过程质量控制

重组蛋白药物的纯化主要依赖于各种蛋白质分离技术（表1-4）。在充分了解目标蛋白和杂质的理化性质后，选择适用于稳定规模化生产并能保证制品中的一些特定工艺杂质（包括来自表达载体的核酸、宿主细胞蛋白质、病毒等外源因子污染、细菌内毒素以及源自培养液的各种其他残留物）能有效去除或降低至可接受蛋白的水平，获得良好分离效果的纯化工艺，尽量减少纯化步骤。对纯化工艺中可能残留的有害物质（如化学试剂、脱落抗体或配基、可能对目标产品关键质量属性造成影响的各种物质等）进行严格检测。

表1-4　重组蛋白药物的纯化方式

纯化方式		机理
超滤		目标蛋白和其他杂质尺寸大小不同而被分离
单柱色谱	反相液相色谱（RP-LC）	根据分析物的疏水特性进行分离，C18配体是RP-LC中最常用的固定相，但偶尔在非疏水蛋白和多肽情况下，C8甚至C4配体显示出更好地保留特性；此色谱可以轻松与质谱联用
	离子交换色谱（IEC）	基于分析物的电荷与固定相之间的静电相互作用分离；可鉴定通过RP-LC难以检测的肽修饰，如脱酰胺或乙酰化，能够区分具有相似疏水性的分析物
	亲水相互作用色谱（HILIC）	正相色谱的一种变体，洗脱顺序与反相色谱相反
	混合模式	在同一固定相上结合两种配体，具备两种分离机制
多维色谱		连续应用两种或两种以上的混合模式色谱的组合
	MCSGP技术	与单柱色谱分离原理相同，使用两个或更多相同的色谱柱，不纯组分可在内部循环进入系统，性能参数增加

生产工艺的优化应考虑残留宿主DNA片段的大小、残留量和对生物活性的影响。应采用适宜的方式将残留宿主DNA总量降至可接受的水平，并就降低残留宿主DNA片段的大小或者灭活DNA活性的方式进行说明。

（四）最终产品的质量控制

与化学药物相比，重组蛋白药物结构复杂，稳定性相对较差，生产工艺需要严格控制，其质量控制也更具挑战性。重组蛋白药物的生产和测试受到世界各国监管机构的严格监管，批次间的一致性至关重要。重组蛋白药物最终产品的质量控制项目，要根据纯化的工艺过程、产品的理化性质、用途等来确定。任何一种单一的分析方法都无法满足特定产品的检测要求，需要综合运用化学、免疫学、生物学等多门学科的理论和技术进行检测，保证产品的安全性和有效性。

目前，重组蛋白药物的质量控制主要涉及生物活性、蛋白含量、理化性质、纯度、杂质或外源残留物质、安全性评价，可以通过以下 11 种检测项目来实现其质控的目的（表 1-5）。

表 1-5　重组蛋白药物最终产品的质量控制项目

序号	质控项目	序号	质控项目
1	效价测定（有效性）	7	等电点（鉴别）
2	蛋白含量（有效性）	8	外源性 DNA 含量（安全性）
3	纯度测定（有效性）	9	宿主菌蛋白残留量（安全性）
4	N 端 15 个氨基酸序列分析（鉴别）	10	圆二色谱分析（鉴别）
5	分子量（鉴别）	11	细菌内毒素（安全性）
6	肽图分析（鉴别）		

第三节　重组蛋白药物质量控制实例

一、胰岛素种属来源鉴别和胰岛素类似物分析

不同来源（人、牛、猪等）的胰岛素的降糖机制和作用强度完全相同，但蛋白质组成略有不同，主要差别是：人与猪胰岛素 B 链 30 位上的氨基酸不同；人与牛胰岛素 A 链 8 位和 10 位及 B 链 30 位上的氨基酸不同；猪与牛胰岛素 A 链 8 位和 10 位氨基酸不同。将重组人胰岛素的肽链上的氨基酸进行移位、替代、重组等进行新的排列，来改变胰岛素作用时间，可以得到重组人胰岛素类似物。不同结构修饰的重组人胰岛素类似物的理化性质也各不相同。此外，重组人胰岛素结构中含有 3 个天冬酰胺（Asp）和 3 个谷氨酸（Glu），在一定条件下均可发生脱酰胺化，尤其是 B 链的第 3 位和 A 链的第 21 位氨基酸最易脱氨化，这也影响人胰岛素的纯度及治疗效果，并且产品的异质性可能导致过敏反应的发生。为保证人胰岛素产品的质量持续可控，并考虑目前的技术水平，《中国药典》2020 版采用 RP-HPLC 法来区分人、猪、牛胰岛素及胰岛素类似物，并对 A_{21} 脱氨胰岛素进行了控制。其操作规程如下：

（1）色谱条件。

用十八烷基硅烷键合硅胶为填充剂（5~10μm）的 Spherisorb ODS II 色谱柱（100mm×4.6mm）；以 0.2mol/L 硫酸钠缓冲液（无水硫酸钠 28.4g，加水溶解，加磷酸 1.7mL，乙醇胺调节 pH 值至 2.3，加水至 1L）-乙腈（74：26）为流动相；柱温为 40℃；检测波长为 214nm。

（2）系统适用性试验。

取人胰岛素对照品和 A_{21} 脱氨人胰岛素对照品适量，分别用 0.01mol/L 盐酸溶解并稀释成 3.5mg/mL 的空白溶液和系统适用性溶液。取 20μL 注入液相色谱仪，记录色谱图，人胰岛素峰与 A_{21} 脱氨人胰岛素峰之间的分离度应不小于 1.8，拖尾因子应不大于 1.8。

（3）标准品混合液测定。

取重组人胰岛素、A_{21} 脱氨人胰岛素、牛胰岛素、重组人胰岛素类似物、猪胰岛素、A_{21} 脱氨猪胰岛素对照品适量，精密称定，分别用 0.01mol/L 盐酸溶解并定量稀释制成每 1mL 中约含 2.8mg 的标准品溶液，等体积混合得到混合标准品溶液。精密量取 20μL 注入液相色谱

仪，记录色谱图（图1-4）。

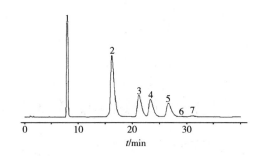

图1-4　各种胰岛素混合物的RP-HPLC图谱

1—间甲酚　2—牛胰岛素　3—重组人胰岛素类似物　4—人胰岛素　5—猪胰岛素

6—A_{21}脱氨人胰岛素　7—A_{21}脱氨猪胰岛素

（4）供试品测定。

取重组人胰岛素或胰岛素类似物供试品适量，精密称定，分别用0.01mol/L盐酸溶解并定量稀释制成每1mL中约含2.8mg的供试品溶液。精密量取20μL注入液相色谱仪，记录色谱图。按面积归一化法计算，A_{21}脱氨胰岛素不得超过1.5%，其他杂质峰面积之和不得超过2.0%。

二、肽图分析

肽图分析是验证蛋白质一级结构完整性及正确性最有效的方法之一，同时也是重组蛋白产品的批间稳定性考察和专属性鉴别的重要手段，对重组蛋白产品的质量控制有非常重要的意义。通常，肽图分析是根据蛋白质、多肽的分子量大小及氨基酸组成特点，使用专一性较强的蛋白水解酶（如V8蛋白酶）作用于特殊的肽链位点将多肽裂解成小片段，通过一定的分离检测手段形成特征性指纹图谱。一个好的肽图分析方法，须具备高度的特异性、可鉴定酶切位点处序列信息的正确性。此外，还应具备酶解反应完全、理论目标肽段分离度良好且清晰可辨、理论目标肽段在酶解体系中稳定性较好、非特异酶解肽段的含量较低等特点，从而实现对蛋白质中单一氨基酸的氧化、脱氨等变化的精确检测。

甘精胰岛素是由重组DNA技术表达的具有长效降糖作用的人胰岛素类似物。与人胰岛素相比，甘精胰岛素用甘氨酸取代了A链21位的天冬酰胺，并在B链的碳端添加了2个带正电荷的精氨酸。V8蛋白酶作为一种特异性的谷氨酸碳端丝氨酸蛋白酶，可特异性切割与甘精胰岛素A链4和17位、B链13和21位的谷氨酸残基碳端相结合的肽键，故水解后产生4个理论肽段（Ⅰ、Ⅱ、Ⅲ及Ⅳ，图1-5）。目前各国药典及国内外企业均采用V8蛋白酶水解甘精胰岛素，然后用RP-HPLC分离4个目标肽段得到其肽图谱，但由于酶解条件不同，无法确保除酶切位点外的其他序列的正确性及完整性（图1-6）。

目前，甘精胰岛素的肽图分析可以采用如下的技术规程。

（1）色谱条件。

采用Waters Symmetry 300 C18色谱柱（150mm×4.6mm，3.5μm），以0.2mol/L硫酸钠缓冲液（pH=2.3）-乙腈（90∶10）为流动相A，以乙腈-水（50∶50）为流动相B，按表1-6

进行梯度洗脱。流速 1mL/min，检测波长 214nm。

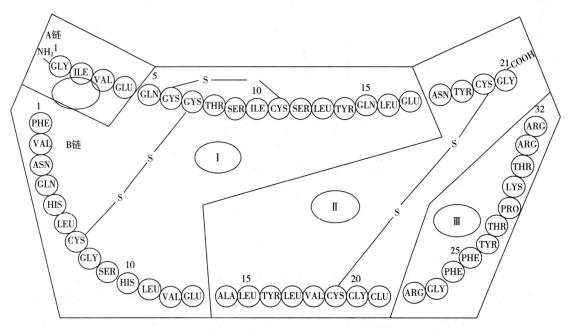

图 1-5　甘精胰岛素结构图及 V8 蛋白酶切位点

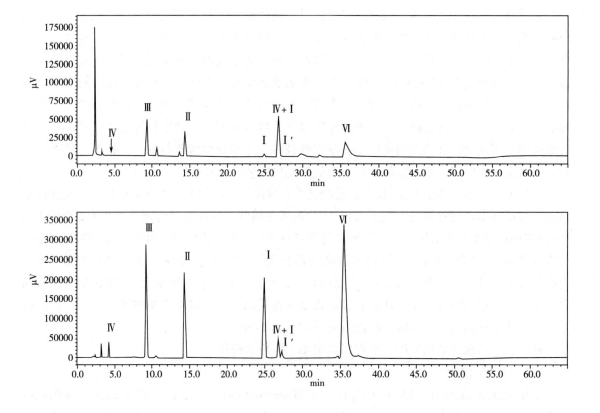

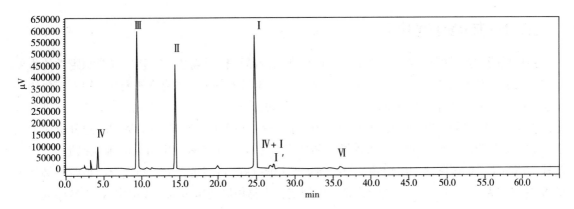

图 1-6　用酶解方法测得的甘精胰岛素肽图谱

表 1-6　梯度洗脱条件

时间/min	流动相 A/%	流动相 B/%
0~5	90~80	10~20
5~45	80~40	20~60
45~50	40	60

（2）标准品溶液制备及测定。

取甘精胰岛素对照品适量，加 0.1% 盐酸溶液溶解并稀释制成每 1mL 中含 10mg 的溶液，取 20μL，加 0.4mol/L Tris-HCl 缓冲液（pH=7.3）98μL、5000U/mL V8 蛋白酶溶液 4μL 与水 78μL，混匀，置 37℃水浴中保温 1h，加入磷酸 3μL，混匀，终止反应，作为对照品溶液。取对照品溶液 20μL，注入液相色谱仪，记录色谱图（图 1-7）。

（3）供试品溶液制备及测定。

取本品适量，同法制备，作为供试品溶液。取供试品溶液 20μL，注入液相色谱仪，记录色谱图。供试品溶液的肽图谱应与对照品溶液的肽图谱一致。

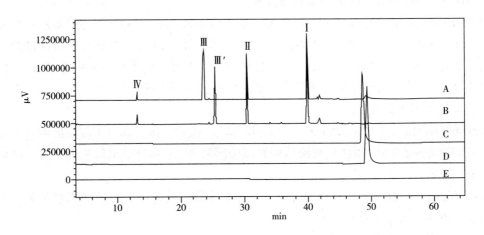

图 1-7　甘精胰岛素专属性色谱图

A—甘精胰岛素　B—B₃₂ 甘精胰岛素　C—甘精胰岛素样品对照　D—B₃₂ 脱精氨酸甘精胰岛素样品对照　E—V8 酶对照

三、N-末端氨基酸序列

蛋白质药物氨基酸序列与理论序列一致是判定产品结构正确性、完整性以及稳定性的重要依据。几乎所有蛋白质的合成都起始于N-末端，N-末端氨基酸残基存在被酶切、降解或修饰的可能，影响其生物活性。2015版《中国药典》三部提出应对重组蛋白产品的氨基酸序列进行测定，并与其基因序列推断的理论氨基酸序列进行比较。基于此，N-末端氨基酸序列分析成为已上市重组蛋白药物的年检项目，如重组人胰岛素、重组人促红素、重组人粒细胞刺激因子等。此外，药品注册的国际协调组织颁布的指导法规ICH-Q6B也规定，生物药进行申报时，必须提供N-末端氨基酸序列信息；《欧洲药典》中规定，生物仿制药申报也必须提供N-末端序列。

Edman降解法是蛋白质N-末端氨基酸残基序列测序的常用方法，岛津公司的蛋白质测序仪（Protein Sequencer）PPSQ以Edman降解法为基础，将蛋白质从N-末端顺次切断进行序列分析。此方法具有直接测定、可靠性高的优势。下面以重组人胰岛素为例，简述N-末端氨基酸残基序列测定的操作规程。

1. 色谱条件

PTH-氨基酸洗脱液A和PTH-氨基酸洗脱液B按表1-7进行梯度洗脱。以Wakopak Wakosil PTH-GR硅胶柱为色谱柱，柱温35℃，流速为0.3mL/min，光电二极管阵列（PDA）检测器，检测波长为269nm。

表1-7　梯度洗脱条件

时间/min	流动相 A/%	流动相 B/%
0.01	100	0
4.00	100	0
17.00	0	100
30.00	0	100
30.01	100	0
45.00	100	0

2. PTH-氨基酸混合标准液的制备和分析

取PTH-氨基酸混合标准品1支，加入37%乙腈溶液2mL溶解，作为贮备液；取贮备液10μL，加1/4稀释的37%乙腈溶液490μL，涡旋混匀，即得PTH-氨基酸混合标准液。取混合标准液90μL，放置于指定样品管内并安装封盖。高效液相色谱仪吸取样品50μL，以半自动方式进行分析，得到PTH-氨基酸混合标准品色谱图（图1-8）。

3. 玻璃纤维素聚酰胺处理

取聚凝胺试剂1支，注入750μL水（HPLC级），振摇溶解，即得聚凝胺溶液（非立即使用需在-20℃以下保存）。用微量移液器取聚凝胺溶液15μL加到玻璃纤维膜上，干燥后进行清洗处理，待用。

注：聚凝胺是一种多聚阳离子聚合物，添加少量能够明显改善多肽的降解现象，并有效提高膜的亲和性，从而更好地吸附样品。

4. 供试品的序列分析

精密称取供试品适量，用1%醋酸溶液溶解并稀释成50μmol/L，取5μL点在经聚凝胺预处理

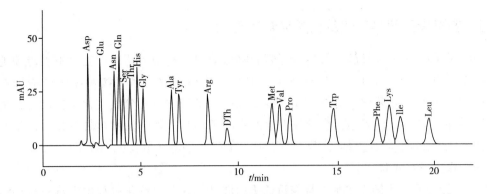

图 1-8　PTH-氨基酸混合标准品校准测试图谱

过的玻璃纤维膜上，干燥后放入 PPSQ-53A 蛋白测序仪按照序列切割 N-末端氨基酸序列，作为供试品溶液。取供试品 50μL 注入液相色谱仪，记录色谱图。以色谱图中的出峰时间作为依据，即在每一个循环中分别找出与 PTH-氨基酸混合标准品的出峰时间相一致的峰，从而加以确定（图 1-9）。

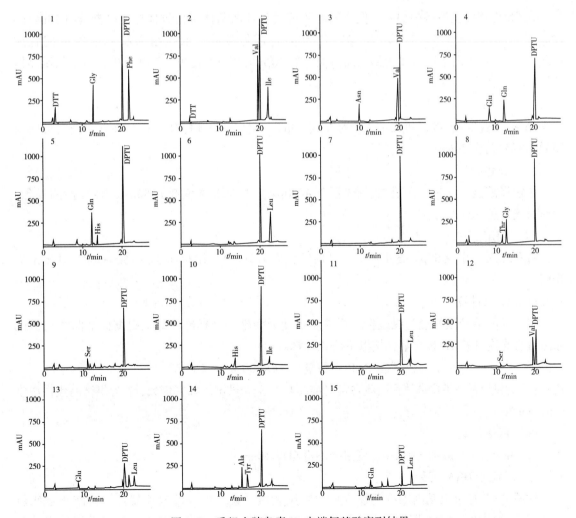

图 1-9　重组人胰岛素 N-末端氨基酸序列结果

四、重组蛋白药物杂质及有关物质检查

重组蛋白药物是大肠杆菌、假单胞杆菌和酵母菌等工程菌表达的产物，不可避免地会存在非目的宿主细胞蛋白（Host cell protein，HCP）、外源 DNA。若生物制品生产中添加抗生素，还可能存在抗生素残留。此外，如果转录翻译水平变化或者分离纯化工艺改变，宿主细胞可能存在非目的产物的表达，会导致表达产物的结构和生物学活性出现变化。在生产过程中未除尽的异性蛋白、自身降解产物和聚合物可能带来的潜在危害也必须考虑。

（一）宿主蛋白残留

HCP 含量极低，为纳克水平，且与目的蛋白混杂，在分离纯化过程中很难完全除尽，但残余的 HCP 过量易引起机体免疫反应，或者使目的蛋白本身发生某些变化，如产物降解，故需进行严格限定。由于常量非特异的蛋白质检测方法难以检出，2020 版《中国药典》采用酶联免疫法（ELISA）检测 HCP 残留量。

以大肠杆菌菌体蛋白质检测为例说明 ELISA 法检测 HCP 的一般操作规程：

（1）标准品与供试品加样。

在 96 孔酶标包被板中加入不同浓度的兔抗大肠杆菌菌体蛋白抗体标准品溶液（18ng/L、12ng/L、6ng/L、3ng/L、1.5ng/L、0）各 50μL，需做复孔。取重组人胰岛素适量配置成 1mg/mL，稀释一定倍数后作为供试品溶液，取 50μL 加入 96 孔酶标包被板中，每个供试品做 3 个复孔。用封板膜封闭后，37℃温育 30min。

（2）加酶。

用洗涤液洗板 5 次，每孔加入酶标试剂 50μL，空白孔（0 标准品孔）除外。用封板膜封闭后，37℃温育 30min。

（3）显色。

用洗涤液洗板 5 次，每孔加入显色剂 A 50μL，再加入显色剂 B 50μL，轻轻振荡混匀，37℃避光显色 30min。

（4）测定。

每孔加入终止液 50μL 终止反应（此时蓝色变为黄色）。用酶标仪在 450nm 波长处测定吸光度。

（5）结果计算。

以标准品溶液吸光度为纵坐标，标准品浓度为横坐标做标准曲线。根据标准曲线与供试品溶液吸光度计算 HCP 含量，按以下公式计算：

$$供试品 HCP 残留量 = c \times n \times 100\% / (T \times 10^6)$$

式中：c 为供试品溶液中菌体蛋白质含量（ng/mL）；n 为供试品稀释倍数；T 为供试品蛋白浓度（1mg/mL）。

（6）依法检查。

每 1mg 重组人胰岛素中 HCP 残留量不得超过 10ng。

（二）宿主 DNA 残留

外源 DNA 是重组基因工程药物含有的特定杂质，具有潜在的致癌特性。目前测定残留 DNA 的方法主要有 DNA 探针杂交法和荧光染色法，胰岛素中残留 DNA 的检测采用地高辛标

记的 DNA 固相斑点杂交法。该方法的原理是：特异性标记的单链 DNA 探针与吸附在固相膜上的供试品单链 DNA 或工程菌（细胞）来源的纯化 DNA 标准品杂交，并使用与标记物相应的显示系统显色杂交结果，通过供试品杂交斑点显色强度与已知含量的标准 DNA 斑点比较，判断供试品中外源 DNA 残留量。在检测过程中，应设立适宜的前处理（蛋白酶消化去蛋白质或饱和苯酚溶液抽提去蛋白质等）步骤和阳性干扰试验样品，排除可能存在的供试品溶液对杂交结果的干扰。

（1）蛋白酶 K 预处理。

按表 1-8 对供试品、阳性对照和阴性对照进行加样，混合后于 37℃保温 4h 以上，以保证酶切反应完全。

表 1-8　蛋白酶预处理

组别	加样量/ μL	2%蛋白酶 K 溶液/ μL	蛋白酶缓冲液/ μL	3%牛血清白蛋/ 白溶液	加水至终体积/ μL
供试品	100	1	20		200
D_1	100	1	20	适量	200
D_2	100	1	20	适量	200
D_3	100	1	20	适量	200
阴性对照	100	1	20	适量	200

（2）点膜。

用 Tris-EDTA 缓冲液浸润杂交膜后，将预处理的供试品、阳性对照、阴性对照与空白对照置于 100℃水浴加热 10min，迅速冰浴冷却，离心（8000r/min，5s）。用抽滤加样器点样于杂交膜，晾干后 80℃真空干烤 1h 以上。

（3）杂交及显色。

按照试剂盒使用说明进行。

（4）结果判定。

阳性对照应显色，且颜色深度与 DNA 含量相对应，呈一定的颜色梯度；阴性对照、空白对照应不显色，或颜色深度小于阳性 DNA 对照 D_3，则试验成立。将供试品与阳性对照颜色进行对比，根据显色的深浅判定供试品中残留 DNA 的含量。

（三）抗生素残留

原则上不主张在生物制品生产中添加抗生素，若有使用，不仅在纯化过程中需要去除，而且在检定中应增加残余抗生素活性的检查项目，采用 2020 年版《中国药典》三部收载的培养法通过抑菌圈大小检测供试品中氨苄西林或四环素的残留量。

（1）本试验应在无菌条件下进行，使用的玻璃仪器、钢管等均应无菌。

（2）在培养皿（直径 8cm 或 10cm）中注入融化的抗生素 Ⅱ 号培养基 15~20mL，均匀摊布，在水平台上凝固，作为底层。

（3）取抗生素 Ⅱ 号培养基 10~15mL 置于 1 支 50℃水浴预热的试管中，加入 0.5%~1.5%（mL/mL）的菌悬液 300μL，混匀，取适量注入已铺制底层的培养皿中，置于水平台上冷却。

（4）在每个培养皿上等距离均匀放置钢管（内径6~8mm、壁厚1~2mm、管高10~15mm的不锈钢管，表面应光滑平整），于钢管中依次滴加供试品溶液、阴性对照溶液（磷酸盐缓冲液）及对照品溶液，置于37℃培养18~22h。

（5）结果判定：对照品溶液有抑菌圈，阴性对照溶液无抑菌圈。供试品溶液的抑菌圈直径小于对照品溶液抑菌圈的直径时为阴性，否则为阳性。

（四）有关物质

聚集是重组蛋白药物比较常见的一种现象。蛋白聚集的发生不仅会降低药物的产量，还会给下游的纯化工艺造成很大的压力。更重要的是，治疗性重组蛋白聚集会增强重组药物的免疫原性。一旦激发免疫系统，一方面会导致抗药抗体的出现，使药物的疗效丧失；另一方面还可能通过抗体的交叉反应，中和内源性的功能蛋白，产生严重的副作用。蛋白聚集体免疫原性的高低主要与两个因素相关：相对分子质量和溶解性。一般认为，相对分子质量大于100kDa的高聚体以及不溶性的蛋白聚合物更容易激发免疫系统。

胰岛素在生产和贮存过程中，通过单体之间的转酰胺基作用或二硫化物的重排作用可能产生二聚体或多聚体等高分子蛋白质，这些蛋白质具有较低的生物活性，被认为是产物的相关杂质。此外，由于聚集后相对分子质量大大增加，产生潜在免疫原性的概率也相应增加，因此需要在质量标准中对其进行控制。目前，分子排阻色谱法是最常用的高分子蛋白质的定性和定量研究方法。

（1）色谱条件。

以亲水改性硅胶为填充剂（5~10μm）；以冰醋酸-乙腈-0.1%精氨酸溶液（15：20：65）为流动相，流速为0.5mL/min，检测波长为276nm。

（2）供试品制备及测定。

取本品适量，用0.01mol/L盐酸溶解并稀释制成每1mL中约含4mg重组人胰岛素的供试品溶液。同法制备人胰岛素单体、二聚体对照品溶液。各取100μL注入液相色谱仪，记录色谱图（图1-10），人胰岛素单体峰与二聚体峰的分离度应大于2.0（若单体与二聚体不能达到基线分离，分离度按下式计算）。除去保留时间大于重组人胰岛素主峰的其他峰面积，按峰面积归一化法计算，保留时间小于重组人胰岛素主峰的所有峰面积之和不得大于1.0%。

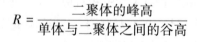

$$R = \frac{二聚体的峰高}{单体与二聚体之间的谷高}$$

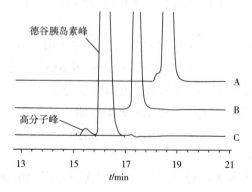

图1-10　德谷胰岛素和高分子蛋白质色谱图

五、重组蛋白药物效价测定

生物制剂易受温度、湿度、储存时间及生产中间环节的影响，导致生物活性的降低或丧失，因此除测定其蛋白质含量外，还需测定其体内或体外的生物活性。效价测定也成为基因重组细胞因子类药物质量控制的重要指标。

rHuEPO 是一种唾液酸糖蛋白激素，其生物学活性检测主要分为体内法和体外法。通常采用 ELISA 法测定其体外生物活性，而去唾液酸或去糖基化不影响其体外生物学活性，但丧失体内活性。因此，体内生物学活性是 rHuEPO 质量控制的关键指标之一，在《中国药典》中规定 rHuEPO 原液及成品均要检测其体内生物学活性。

实验动物是"活的精密仪器和试剂"，在医药等科学研究中发挥重要作用。目前，rHuEPO 体内生物学活性测定采用网织红细胞法，即基于 rHuEPO 可刺激网织红细胞生成的作用，给小鼠皮下注射高、中、低三个剂量组的 rHuEPO 后，其网织红细胞数量随 rHuEPO 量的增加而升高，通过剂量–反应平行线法计算 rHuEPO 体内生物学活性。rHuEPO 比活性为体内生物学活性与蛋白质含量之比，每 1mg 蛋白质应不低于 $1.0×10^5 IU$。根据 2020 版《中国药典》，其操作规程如下：

1. 主要试剂配置

抗凝剂：称取乙二胺四乙酸二钾 100mg，加 0.9%氯化钠溶液 10mL 溶解。现用现配。

稀释液：称取 0.1g 牛血清白蛋白，加 0.9%氯化钠溶液溶解并稀释至 100mL。

2. 标准品和供试品溶液制备

按标准品说明书，将 rHuEPO 标准品复溶，用稀释液稀释成高、中、低 3 个剂量 rHuEPO 标准品溶液；同样的方法将 rHuEPO 样品溶解并稀释成高、中、低 3 个剂量的供试品溶液。

3. 测定法

选取 6~8 周、体重 18~20g 的雌性 BALB/c 或 B6D2F1 小鼠，随机分为有低、中、高（10IU/鼠、20IU/鼠、40IU/鼠）三个剂量组的标准品组和供试品组，每组至少 4 只小鼠。分别皮下注射相应的 rHuEPO 标准品溶液及供试品溶液，每鼠注射体积不得超过 0.5mL。注射后第 4 天，小鼠眼静脉丛采血 3~4 滴，置于预先加入 200μL 抗凝剂的采血管中。用全自动血细胞分析仪计数每只小鼠抗凝血中网织红细胞在红细胞总数中的占比（Ret%）。按注射剂量（IU）对 Ret%的量反应平行线测定法计算供试品的体内生物学活性（表 1-9）。

表 1-9　七批次 rHuEPO 体内生物学活性

实验次数	体内活性/（IU/mL）	与标示量比值/%	结果是否接受
1	2292	114.60	是
2	2331	116.55	是
3	2001	100.05	是
4	1402	70.10	否
5	2024	101.20	是
6	2130	106.50	是

续表

实验次数	体内活性/（IU/mL）	与标示量比值/%	结果是否接受
7	2533	126.65	是
8	1998	99.90	是
9	2194	109.70	是
10	3075	153.75	否
11	1780	89.00	是
12	2974	148.70	否
13	2180	109.00	是
14	2744	137.20	是
15	2619	130.95	是
16	2055	102.75	是
17	2889	144.45	否
18	2922	146.10	否

第四节　重组蛋白药物质量标准

重组蛋白药物质量标准如表1-10、表1-11所示。

表1-10　胰岛素及其类似物的质量标准

项目	胰岛素	人胰岛素	甘精胰岛素	赖脯胰岛素
制法来源	猪胰脏	含有可高效表达人胰岛素基因的工程化细胞	含有可高效表达甘精胰岛素基因的工程化细胞	含有可高效表达赖脯胰岛素基因的工程化细胞
鉴别试验 RP-HPLC	主峰的保留时间应与猪胰岛素对照品溶液主峰的保留时间一致	主峰的保留时间应与人胰岛素对照品溶液主峰的保留时间一致	主峰的保留时间应与甘精胰岛素对照品溶液主峰的保留时间一致	主峰的保留时间应与赖脯胰岛素对照品溶液主峰的保留时间一致
鉴别试验—肽图分析	肽图谱应与猪胰岛素对照品溶液的肽图谱一致	肽图谱应与人胰岛素对照品溶液的肽图谱一致	肽图谱应与甘精胰岛素对照品溶液的肽图谱一致，片段Ⅱ与片段Ⅲ之间的分离度不小于3.4，片段Ⅱ与片段Ⅲ的拖尾因子均不得过1.5	肽图谱应与赖脯胰岛素对照品溶液的肽图谱一致，片段Ⅱ与片段Ⅲ之间的分离度不小于3.4，片段Ⅱ与片段Ⅲ的拖尾因子均不得过1.5
外观	白色或类白色的结晶性粉末	白色或类白色粉末	白色或类白色粉末	白色或类白色粉末

续表

项目	胰岛素	人胰岛素	甘精胰岛素	赖脯胰岛素
相关蛋白质 RP-HPLC	A_{21} 脱氨胰岛素不得大于 5.0%，其他相关蛋白质总和不得大于 5.0%	A_{21} 脱氨人胰岛素不得过 1.5%；其他杂质峰面积之和不得过 2.0%	最大有关物质不得过 0.4%，总有关物质不得过 1.0%	A_{21} 脱酰胺赖脯胰岛素峰不得过 1.00%，其他任何单个杂质峰不得过 0.50%，其他杂质峰面积之和（不包括 A_{21} 脱酰胺赖脯胰岛素）不得大于 2.00%
高分子蛋白质	保留时间小于胰岛素主峰的所有峰面积之和不得大于 1.0%	保留时间小于人胰岛素主峰的所有峰面积之和不得大于 1.0%	保留时间小于甘精胰岛素主峰的所有峰面积之和不得大于 0.3%	保留时间小于赖脯胰岛素主峰的所有峰面积之和不得大于 0.25%
干燥失重	不得过 10.0%	不得过 10.0%	不得过 8.0%	不得过 10.0%
锌	不得大于 1.0%	不得大于 1.0%	不得大于 0.80%	应为 0.3%~0.6%
炽灼残渣		不得过 2.0%	不得过 2.0%	不得过 2.5%
细菌内毒素	每 1mg 胰岛素中含内毒素的量应小于 10EU	每 1mg 人胰岛素中含内毒素的量应小于 10EU	每 1mg 甘精胰岛素中含细菌内毒素的量应小于 10EU	每 1mg 赖脯胰岛素中含细菌内毒素的量应小于 10EU
微生物限度	每 1g 供试品中需氧菌总数不得过 300cfu	每 1g 供试品中需氧菌总数不得过 300cfu	每 1g 供试品中需氧菌总数不得过 300cfu	每 1g 供试品中需氧菌总数不得过 100cfu
宿主蛋白残留量		每 1mg 人胰岛素中宿主蛋白残留量不得过 10ng	每 1mg 甘精胰岛素中宿主蛋白残留量不得过 10ng	每 1mg 赖脯胰岛素中宿主蛋白质残留量不得过 10ng
宿主 DNA 残留量		每 1.5mg 人胰岛素中宿主 DNA 残留量不得过 10ng	每 1.5mg 甘精胰岛素中宿主 DNA 残留量不得过 10ng	每 1.5mg 赖脯胰岛素中宿主 DNA 残留量不得过 10ng
抗生素残留量		不应有残余氨苄西林或其他抗生素活性	不应有残余氨苄西林或其他抗生素活性	不应有残余氨苄西林或其他抗生素活性
生物活性	每 1mg 的效价不得少于 15 单位	每 1mg 人胰岛素的效价不得少于 15 单位	每 1mg 甘精胰岛素的效价不得少于 15 单位	每 1mg 赖脯胰岛素的效价不得少于 15 单位
N 末端氨基酸序列		A 链 N 末端 15 个氨基酸序列：Gly-Ile-Val-Glu-Gln-Cys-Cys-Thr-Ser-Ile-Cys-Ser-Leu-Tyr-Gln；B 链 N 末端 15 个氨基酸序列：Phe-Val-Asn-Gln-His-Leu-Cys-Gly-Ser-His-Leu-Val-Glu-Ala-Leu	A 链 N 末端 15 个氨基酸序列：Gly-Ile-Val-Glu-Gln-Cys-Cys-Thr-Ser-Ile-Cys-Ser-Leu-Tyr-Gln；B 链 N 末端 15 个氨基酸序列：Phe-Val-Asn-Gln-His-Leu-Cys-Gly-Ser-His-Leu-Val-Glu-Ala-Leu	A 链 N 末端 15 个氨基酸序列：Gly-Ile-Val-Glu-Gln-Cys-Cys-Thr-Ser-Ile-Cys-Ser-Leu-Tyr-Gln；B 链 N 末端 15 个氨基酸序列：Phe-Val-Asn-Gln-His-Leu-Cys-Gly-Ser-His-Leu-Val-Glu-Ala-Leu

续表

项目	胰岛素	人胰岛素	甘精胰岛素	赖脯胰岛素
单链前体		工艺中如有单链前体，应采用经批准的方法及限度进行控制	工艺中如有单链前体，应采用经批准的方法及限度进行控制	工艺中如有单链前体，应采用经批准的方法及限度进行控制
含量	含胰岛素（包括脱氨胰岛素）应为95.5%~105.0%	含人胰岛素（包括A_{21}脱氨人胰岛素）应为95.0%~105.0%	含甘精胰岛素应为95.0%~105.0%	每1mg含赖脯胰岛素应不低于27.0单位

表1-11　rHuEPO 和人干扰素 α1b 制品的质量标准

项目	rHuEPO 注射液	注射用人干扰素 α1b
制法来源	高效表达 rHuEPO 基因的中国仓鼠卵巢（CHO）细胞	高效表达人干扰素 α1b 基因的大肠埃希菌
鉴别试验	按免疫印迹法或免疫斑点法测定，应为阳性	按免疫印迹法或免疫斑点法测定，应为阳性
蛋白质含量	应不低于 0.5mg/mL	
生物学活性（体内）	应为标示量的80%~140%	应为标示量的80%~150%
生物学活性（体外）	应为标示量的80%~120%	
比活性	每1mg蛋白质应不低于 1.0×10^5 IU	每1mg蛋白质应不低于 1.0×10^7 IU
纯度-电泳法	应不低于98.0%	应不低于95.0%
纯度-HPLC	应不低于98.0%	应不低于95.0%
分子量	36~45kD	19.4kD±1.9kD
紫外光谱	最大吸收峰应为 279nm±2nm；最小吸收峰应为 250nm±2nm；在 320~360nm 处应无吸收峰	最大吸收峰波长应为 278nm±3nm
等电聚焦	电泳图谱应与对照品一致	
唾液酸含量	每1mol rHuEPO 应不低于 10.0mol	
外源性 DNA 残留量	每10000IU rHuEPO 应不高于 100pg	每1支/瓶应不高于 10ng
鼠 IgG 残留量		每1次人用剂量鼠 IgG 残留量应不高于 100ng
宿主蛋白残留量	应不高于蛋白质总量的 0.05%	应不高于蛋白质总量的 0.10%
抗生素残留量		不应有残余氨苄西林或其他抗生素活性
细菌内毒素	每10000IU rHuEPO 应小于 2EU	每1支/瓶应小于 10EU

续表

项目	rHuEPO 注射液	注射用人干扰素 α1b
牛血清白蛋白残留量	应不高于蛋白质总量的 0.01%	
等电点		4.0~6.5
N 末端氨基酸序列	Ala-Pro-Pro-Arg-Leu-Ile-Cys-Asp-Ser-Arg-Val-Leu-Glu-Arg-Tyr	(Met)-Cys-Asp-Leu-Pro-Glu-Thr-His-Ser-Leu-Asp-Asn-Arg-Arg-Thr-Leu
肽图	应与对照品图形一致	应与对照品图形一致
可见异物	应符合规定	应符合规定
装量差异	应不低于标示量	应符合规定
水分		应不高于 3.0%
pH 值	应符合规定	6.5~7.5
人血白蛋白含量	应符合规定	
渗透压摩尔浓度	应符合规定	应符合规定
无菌检查	应符合规定	应符合规定
异常毒性	应符合规定	应符合规定

思考与拓展

1. 氨基酸 N 末端氨基酸序列是基于 Edman 降解原理进行测定的，请简述其原理并分析其应用的局限性。

2. 聚集是重组蛋白药物比较常见的一种现象。治疗性重组蛋白聚集有哪些危害？应该采用哪些方法避免蛋白聚集体的形成？

3. 生物学活性测定是生物制品质量的关键质控指标。重组人干扰素-β 具有广泛的生物活性，其活性测定方法有哪些？

参考文献

[1] 田沛霖，张国林. 多重组人胰岛素原料药 N 末端氨基酸序列的测定 [J]. 中国合理用药探索，2021，12（17）：89-94.

[2] 国家药典委员会. 中华人民共和国药典：二部 [S].2020 年版. 北京：中国医药科技出版社，2020.

[3] 杨化新，张培培，徐康森. 重组人胰岛素类似物的 HPLC 分析 [J]. 药物分析杂志，2000，20（6）：4.

[4] 陶磊，饶春明. 重组药物相关蛋白质量分析专栏——重组蛋白药物制品相关蛋白的分析与评价 [J]. 药物分析杂志，2018，38（11）：14.

［5］周娜娜，王小艳，张媛，等．重组蛋白药物的生产技术进展［J］．生物技术进展，2021，11（6）：8．

［6］王绿音，杨慧敏，李晶，等．甘精胰岛素肽图分析方法研究［J］．生物技术通讯，2018，29（5）：10．

［7］冷炜，刘群利．反相高效液相色谱法在胰岛素鉴别试验中的应用［J］．药物分析杂志，1995，15（2）：3．

第二章　疫苗

本章课件

第一节　疫苗概述

一、疫苗的定义

疫苗是以病原微生物或其组成成分、代谢产物为起始材料，采用生物技术制备而成，用于预防、治疗人类相应疾病的生物制品。疫苗接种人体后可刺激免疫系统产生特异性体液免疫和（或）细胞免疫应答，使人体获得对相应病原微生物的免疫力。

在人类发展的历史长河中，瘟疫和疾病的暴发总是威胁着人类。我国的殷墟甲骨文中就出现如"虫""蛊""疠"等文字的记载，代表着瘟疫的存在，有明确历史记载发生大小疫情的年份，多达几百年。从世界历史来看，发生大流行病的历史记载也有很多，如查士丁尼瘟疫、天花、黑死病、美洲大瘟疫、霍乱大流行、伦敦大瘟疫、意大利瘟疫、黄热病、西班牙流感、近些年的 SARS、禽流感、埃博拉、COVID-19 等。

虽然疫苗相对于人类的流行病历史出现的时间不长，但是疫苗的发明和应用帮助人类控制了很多重要传染病，如天花、白喉、狂犬病、破伤风等。最早的疫苗溯源自我国宋朝的人痘接种术，用来预防天花。18 世纪末，英国医生琴纳（Jenner）采用牛痘接种实现天花的有效免疫。19 世纪后半段，法国科学家巴斯德（Pasteur）先后发明了鸡霍乱疫苗、减毒炭疽疫苗、减毒狂犬疫苗，开启了现代疫苗发展的伟大时代。

二、疫苗的分类

疫苗可按其组成成分和生产工艺分为下面几种类型。

（一）灭活疫苗（inactivated vaccine）

灭活疫苗是指病原微生物经培养、增殖，用物理化学方法灭活以去除其增殖能力后制成的疫苗，如钩端螺旋体疫苗、甲型肝炎灭活疫苗等。

（二）减毒活疫苗（live attenuated vaccine）

减毒活疫苗是指采用病原微生物的自然弱毒株或经培养传代等方法减毒处理后获得致病力减弱、免疫原性良好的病原微生物减毒株制成的疫苗，如皮内注射用卡介苗、麻疹减毒活疫苗等。

（三）纯化亚单位疫苗（purified subunit vaccine）

纯化亚单位疫苗是指病原微生物经培养后，提取、纯化其主要保护性抗原成分制成的疫苗，如 A 群脑膜炎球菌多糖疫苗、流感亚单位疫苗等。

（四）基因工程重组蛋白亚单位疫苗（genetically engineered recombinant protein subunit vaccine）

该疫苗是指采用基于 DNA 重组技术将编码病原微生物保护性抗原的基因重组到细菌（如大肠埃希菌）、酵母或细胞，经培养、增殖后，提取、纯化所表达的保护性抗原支持的疫苗，如重组乙型肝炎疫苗等。

（五）结合疫苗（conjugate vaccine）

结合疫苗是指由病原微生物的保护性抗原成分与蛋白质载体结合制成的疫苗，如 A 群 C 群脑膜炎球菌多糖结合疫苗。

（六）联合疫苗（combination vaccine）

联合疫苗是指由两个或两个以上活的、灭活的病原微生物或抗原成分联合配制而成的疫苗，用于预防不同病原微生物或同一种病原微生物的不同血清型、株引起的疾病。联合疫苗用于预防不同病原微生物引起的疾病，如吸附百白破联合疫苗、麻腮风联合减毒活疫苗；多价疫苗用于预防同一种病原微生物的不同血清型/株引起的疾病，如 23 价肺炎球菌多糖疫苗、流感病毒裂解疫苗。

（七）核酸疫苗（nucleic acid vaccine）

核酸疫苗由编码某种抗原的基因（DNA 或 RNA）和载体组成，直接导入人体细胞，由宿主细胞表达抗原蛋白，诱导机体产生免疫应答，预防和治疗疾病。核酸疫苗按成分可分为 DNA 核酸疫苗和 mRNA 核酸疫苗。如辉瑞制药和 BioNTech 公司研发的 mRNA COVID-19 疫苗，将刺突蛋白（S 蛋白）基因编码序列的 mRNA 包裹在脂质纳米粒中，再将 mRNA 导入人体细胞中，让人体细胞来生产 COVID-19 的 S 蛋白，从而引发免疫应答。

三、疫苗的应用

疫苗药物发展迅速，在生物药研发中越来越受到重视。在 2020 年版的《中华人民共和国药典》三部中收录了六大类共 52 个疫苗药物的质量标准及对应预防或治疗的疾病，如表 2-1 所示。

表 2-1 《中华人民共和国药典》三部收录疫苗药物

类型	品种	来源	针对疾病
1. 灭活疫苗	伤寒疫苗	伤寒沙门菌	伤寒
	钩端螺旋体疫苗	钩端螺旋体流行菌株	钩端螺旋体病
	冻干乙型脑炎灭活疫苗（Vero 细胞）	乙型脑炎病毒接种于 Vero 细胞	乙型脑炎
	森林脑炎灭活疫苗	森林脑炎病毒接种于原代地鼠肾细胞	森林脑炎
	双价肾综合征出血热灭活疫苗（Vero 细胞）	Ⅰ型和Ⅱ型肾综合征出血热病毒分别接种 Vero 细胞	Ⅰ型和Ⅱ型肾综合征出血热
	双价肾综合征出血热灭活疫苗（地鼠肾细胞）	Ⅰ型和Ⅱ型肾综合征出血热病毒分别接种地鼠肾细胞	Ⅰ型和Ⅱ型肾综合征出血热

类型	品种	来源	针对疾病
1. 灭活疫苗	双价肾综合征出血热灭活疫苗（沙鼠肾细胞）	Ⅰ型和Ⅱ型肾综合征出血热病毒分别接种沙鼠肾细胞	Ⅰ型和Ⅱ型肾综合征出血热
	冻干人用狂犬病疫苗（Vero细胞）	狂犬病病毒固定毒接种于Vero细胞	狂犬病
	冻干人用狂犬病疫苗（人二倍体细胞）	狂犬病病毒固定毒接种于人二倍体细胞	狂犬病
	甲型肝炎灭活疫苗（人二倍体细胞）	甲型肝炎病毒接种于人二倍体细胞	甲型肝炎
	流感全病毒灭活疫苗	甲型和乙型流行性感冒病毒株分别接种鸡胚	病毒引起的流行性感冒
	流感病毒裂解疫苗	甲型和乙型流行性感冒病毒株分别接种鸡胚，灭活纯化裂解	本株病毒引起的流行性感冒
	Sabin株脊髓灰质炎灭活病毒（Vero细胞）	脊髓灰质炎病毒Ⅰ、Ⅱ、Ⅲ性减毒株分别接种于Vero细胞	脊髓灰质炎
2. 减毒活疫苗	皮上划痕用鼠疫活疫苗	鼠疫杆菌弱毒菌种	鼠疫
	皮上划痕人用炭疽活疫苗	炭疽芽孢杆菌A16R弱毒菌株	炭疽
	皮上划痕人用布氏菌活疫苗	布氏杆菌牛型104M弱毒菌株	布氏菌病
	皮内注射用卡介苗	卡介菌BCG PB302菌株培养	结核病
	治疗用卡介苗	高浓度卡介菌	免疫治疗
	乙型脑炎减毒活疫苗	乙型脑炎病毒SA 14-14-2减毒株接种于原代地鼠肾细胞	乙型脑炎
	黄热减毒活疫苗	黄热病毒17D减毒株接种鸡胚	黄热病
	冻干甲型肝炎减毒活疫苗	甲型肝炎病毒H_2，L-A-1减毒株接种人二倍体细胞	甲型肝炎
	麻疹减毒活疫苗	麻疹病毒沪-191，长-47减毒株接种原代鸡胚细胞	麻疹
	腮腺炎减毒活疫苗	腮腺炎病毒S_{79}，W_{m84}减毒株接种原代鸡胚细胞	流行性腮腺炎
	风疹病毒活疫苗（人二倍体细胞）	风疹病毒BRDⅡ减毒株，松叶减毒株接种人二倍体细胞	风疹

续表

类型	品种	来源	针对疾病
2. 减毒活疫苗	水痘减毒活疫苗	水痘-带状疱疹病毒 Oka 株接种人二倍体细胞	水痘
	口服脊髓灰质炎减毒活疫苗（猴细胞）	脊髓灰质炎病毒 Ⅰ、Ⅱ、Ⅲ型减毒株分别接种于原代猴肾细胞	脊髓灰质炎
	脊髓灰质炎减毒活疫苗糖丸（人二倍体细胞）	脊髓灰质炎病毒 Ⅰ、Ⅱ、Ⅲ型减毒株分别接种于人二倍体细胞	脊髓灰质炎
	脊髓灰质炎减毒活疫苗糖丸（猴肾细胞）	脊髓灰质炎病毒 Ⅰ、Ⅱ、Ⅲ型减毒株分别接种于原代猴肾细胞	脊髓灰质炎
	口服 Ⅰ 型 Ⅲ 型脊髓灰质炎减毒活疫苗（人二倍体细胞）	脊髓灰质炎病毒 Ⅰ、Ⅲ型减毒株分别接种于人二倍体细胞	Ⅰ 和 Ⅲ 型脊髓灰质炎
3. 纯化亚单位疫苗	伤寒 Vi 多糖疫苗	伤寒沙门菌培养液纯化的 Vi 多糖	伤寒
	A 群脑膜炎球菌多糖疫苗	提取 A 群脑膜炎奈瑟球菌的荚膜多糖抗原	A 群脑膜炎奈瑟球菌引起的流行性脑脊髓膜炎
	A 群 C 群脑膜炎球菌多糖疫苗	提取纯化的 A 群和 C 群脑膜炎奈瑟球菌荚膜多糖抗原	A 群和 C 群脑膜炎奈瑟球菌引起的流行性脑脊髓膜炎
	ACYW135 群脑膜炎球菌多糖疫苗	提取纯化 A、C、Y、W135 群脑膜炎奈瑟球菌多糖抗原	A、C、Y、W135 群脑膜炎奈瑟球菌引起的流行性脑脊髓膜炎
	23 价肺炎球菌多糖疫苗	提取纯化 1、2、3、4、5、6B、7F、8、9N、9V、10A、11A、12F、14、15B、17F、18C、19A、19F、20、22F、23F 和 33F 肺炎链球菌的荚膜多糖抗原	由上述 23 种血清型肺炎链球菌引起的肺炎、脑膜炎、中耳炎和菌血症等疾病
4. 基因工程重组蛋白亚单位疫苗	重组乙型肝炎疫苗（酿酒酵母）	重组酿酒酵母表达的乙型肝炎病毒表面抗原（HBsAg）经纯化	乙型肝炎
	重组乙型肝炎疫苗（汉逊酵母）	重组汉逊酵母表达的乙型肝炎病毒表面抗原（HBsAg）经纯化	乙型肝炎
	重组乙型肝炎疫苗（CHO 细胞）	重组 CHO 细胞表达的乙型肝炎病毒表明面原（HBsAg）经纯化	乙型肝炎

续表

类型	品种	来源	针对疾病
4. 基因工程重组蛋白亚单位疫苗	重组 B 亚单位/菌体霍乱疫苗（肠溶胶囊）	霍乱毒素 B 亚单位基因重组质粒（pMM-CTB）转化大肠埃希菌 MM2，表达霍乱毒素 B 亚单位，O1 群霍乱弧菌灭活，混合加辅料制成肠溶胶囊	霍乱和产毒性大肠埃希菌旅行者腹泻
5. 结合疫苗	A 群 C 群脑膜炎球菌多糖结合疫苗	A 群 C 群脑膜炎奈瑟球菌荚膜多糖抗原，经活化、衍生后与破伤风类毒素共价结合为多糖蛋白结合物	A 群 C 群脑膜炎奈瑟球菌引起的流行性脑脊髓膜炎
	b 型流感嗜血杆菌结合疫苗	纯化的 b 型流感嗜血杆菌（Hib）荚膜多糖抗原，通过乙二酰肼与破伤风类毒素蛋白共价结合	b 型流感嗜血杆菌引起的儿童感染性疾病，如脑膜炎、肺炎等
6. 联合疫苗	伤寒甲型副伤寒联合疫苗	伤寒沙门菌、甲型副伤寒沙门菌悬液，甲醛杀菌后 PBS 稀释	伤寒及甲型副伤寒
	伤寒甲型乙型副伤寒联合疫苗	伤寒沙门菌、甲型副伤寒沙门菌、乙型副伤寒沙门菌悬液，甲醛杀菌，PBS 稀释	伤寒及甲型、乙型副伤寒
	吸附白喉破伤风联合疫苗	白喉类毒素及破伤风类毒素原液加入氢氧化铝佐剂	经吸附百白破联合疫苗全程免疫后儿童的白喉、破伤风加强免疫
	吸附白喉破伤风联合疫苗（成人及青少年用）	白喉类毒素及破伤风类毒素原液加入氢氧化铝佐剂	经白喉、破伤风疫苗基础免疫的 12 岁以上人群加强免疫及白喉的应急接种
	吸附百日咳白喉联合疫苗	百日咳疫苗和白喉类毒素原液加入氢氧化铝佐剂	百日咳、白喉，作加强免疫用
	吸附百白破联合疫苗	百日咳疫苗、白喉类毒素及破伤风类毒素原液加入氢氧化铝佐剂	百日咳、白喉、破伤风
	吸附无细胞百白破联合疫苗	无细胞百白破疫苗、白喉类毒素及破伤风类毒素原液加入氢氧化铝佐剂	百日咳、白喉、破伤风
	无细胞百白破 b 型流感嗜血杆菌联合疫苗	吸附无细胞百白破联合疫苗和 b 型流感嗜血杆菌结合疫苗	b 型流感嗜血杆菌引起的儿童的感染性疾病以及百日咳杆菌、白喉杆菌、破伤风梭状芽孢杆菌引起的百日咳、白喉和破伤风

类型	品种	来源	针对疾病
6. 联合疫苗	甲型乙型肝炎联合疫苗	甲型肝炎病毒抗原与重组酿酒酵母表达的乙型肝炎病毒表面抗原（HBsAg）经铝佐剂吸附，混合	甲型和乙型肝炎
	麻疹腮腺炎联合减毒活疫苗	麻疹病毒减毒株和腮腺炎病毒减毒株接种鸡胚细胞，培养收获病毒液，混合	麻疹和流行性腮腺炎
	麻疹风疹联合减毒活疫苗	麻疹病毒减毒株接种原代鸡胚细胞和风疹病毒减毒株接种人二倍体细胞，培养收获病毒液，混合	麻疹和风疹
	麻腮风联合减毒活疫苗	麻疹病毒减毒株和腮腺炎病毒减毒株接种原代鸡胚细胞、风疹病毒减毒株接种人二倍体细胞，培养收获液，混合	麻疹、腮腺炎和风疹

第二节　疫苗的质量控制

一、疫苗质量控制的必要性

2018 年国家药监局发现长春长生生物在冻干人用狂犬病疫苗生产过程中存在记录造假等违规行为。同一时间媒体曝光长春长生生物和武汉生物制品研究所两批共计 65 万余支百白破疫苗效价不合格，无法发挥应有的预防效果。这一重大的假疫苗案件，轰动全国，让人们开始对疫苗的质量安全问题产生关注。

疫苗作为生物药物的重要类别之一，其具有多个不同于化学药物、一般生物药物的特点。

疫苗多应用于大规模健康人群，通过刺激人体的免疫机制使健康人预防疾病，具有公共产品的特征，尤其是应用于新生婴幼儿和儿童的多个疫苗，因此对疫苗的安全性和有效性有更为严格的要求。

疫苗组分具有多样性和复杂性，包括细菌来源、病毒来源等多种类型。大部分疫苗成分复杂、不均一、结构难以确定、难以建立统一标准，人们还没有完全掌握其生理生化特征、免疫原性和效力直接的关系，理化方法只能提供有限的信息，难以对疫苗进行可靠充分的定性和定量，常常需要补充各种类型的生物学方法间接鉴定和含量测定。

从生产原料到最终产物具有生物活性，许多疫苗涉及细胞或微生物（细菌、病毒等），这些原材料均有较大的可变性。比如病毒毒株毒力返祖、减毒稳定性改变，细胞基质存在动物源性病原体污染的风险等安全性隐患，这些都有可能影响各批次疫苗的有效性和安全性，需要进行质量控制。

疫苗的生产过程错综复杂，涉及多个生物过程和生物材料的加工处理（发酵培养、纯化等），这些过程中也存在内源性和外源性污染的风险，这些污染物以及各过程产生的杂质具有多样性和不确定性，而终产物往往不能在最终容器中灭菌和去除杂质。

基于以上特点，对疫苗要进行全过程的监管和质量控制，从生产原料开始，对生产过程每一步，以及过程中依次产生的原液、半成品、成品均要进行质量控制，这是保证疫苗质量和安全的根本方法。

二、疫苗的质量控制

疫苗质量控制需参考一系列法规。2019 年我国开始实行《中华人民共和国疫苗管理法》，在我国境内从事疫苗研制、生产、流通和预防接种及其监督管理工作的单位和个人都必须遵守。疫苗实现全过程、全周期的质量控制，生产过程应严格按照《中国生物制品规程》和GMP 的要求，对人员素质、卫生及无菌均有严格要求。应符合《中国药典》（2020 年版）的"人用疫苗总论"关于疫苗的生产及质量控制的通用性技术要求。按工艺流程的各阶段的质量控制应符合生物制品通则"生物制品生产用原材料及辅料质量控制""生物制品生产检定用菌毒种管理及质量控制""生物制品生产检定用动物细胞基质准备及质量控制""生物制品病毒安全性控制""生物制品分包装及贮运管理"等技术要求。

疫苗的质量控制流程如图 2-1 所示。

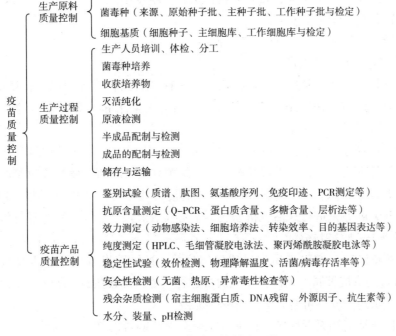

图 2-1 疫苗质量控制流程图

（一）疫苗生产原材料的质量控制

1. 物料

疫苗生产所用的物料，包括生产用水、器具、化学物质、培养基、柱填料和纯化介质等，均须向合法的并具有质量保证的较固定的供应方采购，确保物料的质量一致性、稳定性、无污染物或潜在有害物质，每批均有可溯源的即时记录和签发检验。

2. 菌毒种

生产用菌毒种的来源、历史应清楚，由中国食品药品检定研究院分发或由国家卫生健康委员会规定的其他单位保管或分发。

应建立原始种子批、主种子批和工作种子批系统，保证疫苗生产的一致性和连续性。种子批系统应记录来源、传代谱系、生产与培育特征、保存条件等完整资料。

种子批的检定项目包括鉴别试验（形态特征、培养特性、分子遗传标识、血清学等）、免疫学特征、毒力、免疫原性、抗原性、纯度、遗传稳定性、外源因子污染、杂菌污染等。

3. 细胞基质

病毒性疫苗生产用细胞基质应建立细胞种子、主病毒库和工作细胞库三级细胞库管理系统。细胞库系统应有来源、传代谱系、培育特征、保存条件等完整资料。

基因工程重组疫苗细胞库系统，除上述信息外，还应提供载体的详细资料，包括基因片段的来源，载体的构建、结构、遗传特性，载体组成各部分的来源（启动子、复制子等）和功能（抗生素抗性标记）以及所有位点酶切图谱，载体引入宿主细胞的方法、在宿主内的状态，载体和宿主细胞结合后的遗传稳定性资料，生产过程中启动和控制基因在宿主细胞表达的方法和水平。

细胞库的检定项目包括鉴别、无菌实验、无支原体实验、无外源因子污染等。

（二）疫苗生产过程的质量控制

1. 原液制备（菌毒种培养、收获与灭活）

（1）细菌培养、收获与灭活。

将工作种子接种于培养基进行培养扩增，自菌种开启到收获有明确的扩增次数规定。细菌大规模培养有固体培养法、瓶装静置培养法和大罐发酵培养法等，培养过程中进行纯度、细菌总数、pH 值及耗氧量等监测。

根据不同的培养方法采用适宜的方法收获菌体，如以分泌性抗原为有效成分的疫苗，采用离心去上清液等方法。收获后进行纯菌检查、细菌总数、活菌含量或抗原含量等检测。

选择适当时间点、灭活剂（或脱毒剂）和剂量、最佳灭活条件（温度、时间、细菌浓度、抗原浓度和纯度等）进行灭活或抗原脱毒，对灭活效果、毒性逆转等进行验证。

（2）病毒培养、收获与灭活。

明确病毒感染滴度与细胞基质的最适比例，同一批细胞批按同一感染复数（multiple of infection，MOI）的量接种同一工作种子批病毒进行培养，保证批间一致性。在不同时间的多个单次病毒收获液经检验后可合并为一批病毒原液。

选择适宜的灭活剂和灭活程序，通常以能完全灭活病毒的 2 倍时间确定灭活工艺的灭活时间。灭活程序结束后立即取样进行灭活验证试验，选择敏感的病毒检测方法，并对该方法的最低检测能力进行验证。

2. 抗原纯化

不同类型疫苗纯化技术和目的不相同。全菌体或全病毒疫苗主要去除培养物中的培养基成分或细胞成分；亚单位疫苗、多糖疫苗或蛋白质疫苗等，除培养基或细胞成分外，还要去除细菌或病毒的其他非目标抗原成分，以及工艺过程加入的试剂等。

3. 原液检测

对原液要进行关键项目的质量控制检测，如病毒滴度、活菌数、抗原活性、蛋白质含量、比活性指标的检测，并需考虑对后续工艺阶段无法检测的项目（纯度、残留物）进行检测。

4. 半成品配制与检测

为保证上市产品的溯源和追踪，原则上同一批原液按批准的配方配制半成品，这一过程涉及添加稀释液、佐剂吸附、稳定剂、抑菌剂等。添加抑菌剂应选择有效抑菌范围内最小添加量；根据抗原含量和吸附效果确定佐剂的添加量。

对半成品的关键质量属性进行质量控制检测，如无菌检查等项目，铝佐剂疫苗需检测吸附率和铝含量。

5. 成品配制与检测

半成品在无菌条件下分装至最终容器贴标签和包装后即为成品。

成品的检测项目包括鉴别试验、抗原含量、效力、纯度测定、无菌、异常毒性、细菌内毒素检查和杂质残留检测等。

（三）疫苗产品的质量控制及其分析方法

疫苗产品的质量控制主要包括鉴别试验、抗原含量测定、纯度测定、效力测定、安全性检测、残余杂质检测、水分、装量、pH 检测等检测项目。下面简要介绍各检测项目涉及的相应分析方法。

1. 鉴别试验

（1）免疫印迹法。

免疫印迹法也称蛋白质印迹法（Western blotting）。免疫印迹法分三步，首先是凝胶电泳，将抗原类样品用电泳法进行分离；其次是电转移，将凝胶中的单独的抗原组分，通电转移到固定化基质膜（硝酸纤维素膜）上；最后是酶免疫定位，将印有蛋白质条带的硝酸纤维素膜与特异性抗体（一抗）和酶标抗体（二抗）作用后，再加入酶底物使区带显色。参见《中国药典》（2020 年版）通则 3401。

（2）免疫双扩散法。

免疫双扩散法（double immunodiffusion assay）是指可溶性抗原和抗体加到同一凝胶板上的相应小孔里，抗原和抗体各自向四周扩散的方法，也称为双向琼脂扩散试验，如 23 价肺炎球菌多糖疫苗应用免疫双扩散法进行鉴别。

（3）质谱分析。

采用质谱法进行氨基酸序列测定和分子结构、分子量的分析。质谱法是在高真空状态下将物质离子化，按离子的荷质比（m/z）大小进行分离，通过离子谱峰强度及相互关系，对物质分子量和结构进行分析的方法。通过质谱法可以测定大分子蛋白质的分子量，也可以采用特异性的酶进行酶切，实现对蛋白质或多肽疫苗的鉴别。

（4）核磁共振法。

核磁共振法（nuclear magnetic resonance，NMR）利用磁场，使磁矩不为零的原子核的自旋能级发生分裂，共振吸收某一定频率的射频辐射。这一方法可以用来解析蛋白质结构，将高纯度蛋白质放置在强磁场中，然后用射频信号进行检测，观测到的共振信号可以反映原子核相互作用，显示原子间的构象，汇总之后可以用来构建蛋白质原子模型。核磁共振法可以对溶液状态的样品进行分析，接近蛋白质在细胞中的天然构象。

2. 含量测定

（1）定量 PCR 法。

定量 PCR 在常规聚合酶链式反应（polymerase chain reaction，PCR）基础上，加入荧光报告基团，可以通过荧光数值即时量化地检测扩增的产物量。在反应中荧光强度在达到预设的阈值时，体系的 PCR 循环数（cycle threshold，Ct 值）和起始 DNA 模板量的对数值呈线性关系。采用已知浓度的 DNA 标准品，可以依据上述线性关系，制作标准曲线，测定 DNA 含量。

（2）Lowry 法。

福林酚法（Lowry 法）利用蛋白质中的肽键可以与铜离子在碱性条件下产生螯合物，使酚试剂被还原，生成蓝色化合物，以及蛋白质的酪氨酸、色氨酸、半胱氨酸也可以还原酚试剂显蓝色的原理。一定范围内蛋白质浓度与蓝色程度成正比，依据这一线性关系，可以测定蛋白质含量。

3. 纯度测定

（1）高效液相色谱法。

高效液相色谱法（high performance liquid chromatography，HPLC）用高压输液泵将流动相泵入装有填充剂的色谱柱，此时样品通过流动相流入色谱柱内，利用供试品在流动相和固定相的吸附、分配等作用实现分离，再进入检测器进行检测，由数据处理系统分析色谱信号，可实现供试品的定性和定量。

（2）十二烷基硫酸钠-聚丙烯酰胺凝胶电泳法。

十二烷基硫酸钠-聚丙烯酰胺凝胶电泳法（sodium dodecyl sulfate-polyacrylamide gel electrophoresis，SDS-PAGE）是蛋白质分析中最常用的凝胶电泳系统，可以用于蛋白质分子量测定、纯度测定。阴离子表面活性剂十二烷基硫酸钠（SDS）能定量地结合蛋白质分子，形成的复合物所带负电荷远远大于蛋白质本身所带电荷，消除了不同蛋白质的电荷差异，因此蛋白质在电场中的迁移率只取决于分子量的大小，实现依据分子大小进行分离。

4. 效力测定

（1）动物感染法。

疫苗的体内效力检测可以采用动物感染法测定发病率、致死率或者感染病毒量。如用人用狂犬病疫苗样品和标准狂犬病疫苗分别免疫小鼠，比较免疫后的小鼠对狂犬病毒的保护剂量，确定供试疫苗样品的效价；测定吸附破伤风疫苗效价，分别用供试品疫苗和标准破伤风疫苗免疫小鼠或豚鼠，再用破伤风毒素攻击动物，比较存活率，计算出供试吸附破伤风疫苗的效价。

（2）体外相对效力测定法。

疫苗的体外相对效力可以通过目的抗原的含量和生物活性来测定。如重组乙型肝炎疫苗（酿酒酵母）可以用酶联免疫吸附法来测定供试疫苗中乙型肝炎病毒表面抗原（HBsAg）的含量，并以参比疫苗为标准，采用双平行线法计算出疫苗的相对效力。

5. 安全性检测

（1）无菌检查。

检查供试品是否无菌，通常采用薄膜过滤法。参见《中国药典》（2020 年版）通则 1101。

（2）异常毒性检查。

这一方法用来检测供试品是否存在外源性毒性物质和其他会发生意外的不安全因素，通常在动物体内完成，有小鼠和豚鼠两种试验法。观察动物在接受一定剂量的供试品溶液 7 天内，是否有异常反应或死亡情况。观察期内，动物全部健存，无异常反应，到期时体重增加，则无异常毒性。参见《中国药典》（2020 年版）通则 1141。

（3）热原检查。

采用家兔检查法，将供试品注入家兔体内，观察家兔体温升高情况，判断供试品中所含热原是否符合规定。参见《中国药典》（2020 年版）通则 1142。

第三节 疫苗的质量控制实例

一、减毒活疫苗质量控制实例——皮内注射用卡介苗

（一）疫苗简介

皮内注射用卡介苗（BCG vaccine for intradermal injection），是用经过人工培养的无毒牛型结核分枝杆菌-卡介菌培养后，收集菌体，加入稳定剂冻干制成的减毒活疫苗，主要用于新生儿接种，预防和控制结核病。每年约 1 亿儿童接种卡介苗，是世界上接种人数最多、最安全的疫苗。下面将从卡介苗的生产工艺和质量控制方法和标准来介绍卡介苗的质量控制。

（二）生产工艺与质量控制

皮内注射用卡介苗生产工艺与质量控制流程图如图 2-2 所示。

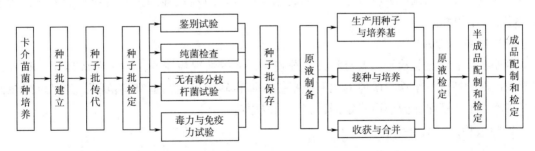

图 2-2 皮内注射用卡介苗生产工艺与质量控制流程图

1. 基本要求

卡介苗生产车间须与其他生物制品生产车间及实验室分开。所需设备及器具均需单独设置并专用。卡介苗制造、包装及保存过程均需避光。从事卡介苗制造的工作人员及经常进入卡介苗制造室的人员，必须身体健康，经 X 射线检查无结核病，且每年经 X 射线检查 1~2

次，可疑者应暂离卡介苗的制造。

2. 生产用菌种

菌种应符合《生物制品生产检定用菌毒种管理及质量控制》规定。采用卡介菌 D_2PB302 菌株。严禁使用通过动物传代的菌种制造卡介菌。

3. 种子批的建立、传代及检定

工作种子批启开至菌体收集传代不超过 12 代。种子批应按表 2-2 进行全面检定。

表 2-2　卡介苗种子批检定项目和放行标准

检验项目	检验方法	放行标准
鉴别试验	抗酸染色法	抗菌染色阳性，形态与特征符合卡介菌特征
	多重 PCR 法	无 RD1 序列，供试品扩增产物大小与参考品一致
纯菌检查	无菌检查法（通则 1101）	不得有杂菌
毒力试验	豚鼠法	5 周体重不减轻，肝与其他脏器无病变
无有毒分枝杆菌试验	豚鼠法	6 周体重不减轻，各脏器无结核病变
免疫力试验	豚鼠法	免疫组与对照组病变指数及脾脏毒菌分离数对数值有统计学显著差异

4. 种子批的保存

检定后的种子批应于 8℃ 及以下温度冻干保存。

5. 原液制备

（1）生产用种子与培养基。

生产用培养基为苏通马铃薯培养基、胆汁马铃薯培养基或液体苏通培养基。

启开工作种子批菌种，在苏通马铃薯培养基、胆汁马铃薯培养基或液态苏通培养基上每传 1 次为 1 代。在马铃薯培养基培养的菌种置冰箱保存，不得超过 2 个月。

（2）接种与培养。

挑取生长良好的菌膜，移种于改良苏通综合培养基或经批准的其他培养基的表面，置于 37~39℃ 静止培养。

（3）收获与合并。

培养结束后应逐瓶检查，若有污染、湿膜、浑浊等情况应废弃。收集菌膜压干，移入盛有不锈钢珠的瓶内，钢珠与菌体的比例应根据研磨机转速控制在适宜的范围，并尽可能在低温下研磨。加入适量无致敏原稳定剂稀释，制成原液。

6. 原液检定（表 2-3）

表 2-3　卡介苗原液检定项目和质量标准

检验项目	检验方法	质量标准	备注
纯菌检查	无菌检查法（通则 1101）	不得有杂菌	
浓度测定	分光光度法（A_{580}）	不超过配制浓度的 110%	用国家药监机构分发的卡介苗参考比浊标准

7. 半成品配制

用稳定剂将原液稀释成 1.0mg/mL 或 0.5mg/mL，即为半成品。

8. 半成品检定（表 2-4）

表 2-4 卡介苗半成品检定项目和质量标准

检验项目	检验方法	质量标准	备注
纯菌检查	无菌检查法（通则 1101）	不得有杂菌	
浓度测定	分光光度法（A_{580}）	不超过配制浓度的 110%	用国家药监机构分发的卡介苗参考比浊标准
沉降率测定	分光光度法（A_{580}）	室温静置 2h，沉降率应 ≤20%	检测菌团大小，控制生产过程一致性
活菌数测定	梯度稀释培养法/CFU	≥$1.0×10^7$CFU/mg	
活力测定	XTT 法	供试品吸光度（A_{450}）应大于参考品吸光度（A_{450}）	

9. 成品配制

应符合《生物制品分包装及贮运管理》规定。分装过程应使疫苗液混合均匀，分装后立即冻干，冻干后立即封口。

按标示量复溶后每瓶 1mL（10 次人用剂量），含卡介菌 0.5mg；按标示量复溶后每瓶 0.5mL（5 次人用剂量），含卡介菌 0.25mg。每 1mg 卡介菌活菌数应不低于 $1.0×10^6$CFU。

10. 成品检定

除装量差异、水分测定、活菌数测定和热稳定性实验外，按标示量加入灭菌注射用水，复溶后按表 2-5 进行各项检定。

表 2-5 卡介苗成品检定项目和质量标准

检验项目	检验方法	质量标准
鉴别试验	抗酸染色法 多重 PCR 法	细菌形态与特征符合卡介菌特征 无 RD1 序列，供试品扩增产物大小与参考品一致
外观	目测	白色疏松体或粉末状，按标示量加入注射用水，应在 3min 内复溶至均匀悬液
装量差异	称重法（通则 0102）	符合规定
渗透压摩尔浓度	冰点下降法（通则 0632）	符合批准要求
水分	费休法（通则 0832）	不高于 3.0%

续表

检验项目	检验方法	质量标准
纯菌检查	无菌检查法 （通则1101）	不得有杂菌
效力测定	豚鼠皮试法	注射5周后皮试局部硬结直径≥5mm
无有毒分枝杆菌试验	豚鼠法	6周体重不减轻，肝、脾、肺等脏器无结核病变
活菌数测定	梯度稀释培养法/CFU	$\geq 1.0 \times 10^6$ CFU/mg
热稳定性试验	梯度稀释培养法	37℃放置28d活菌数不低于2~8℃同批样品的25%，活菌数$\geq 2.5 \times 10^5$ CFU/mg

二、灭活疫苗质量控制实例——流感病毒裂解疫苗（同时也是联合疫苗中的多价疫苗）

（一）疫苗简介

流感病毒裂解疫苗［Influenza vaccine（split virion），inactivated］是用世界卫生组织（World Health Organization，WHO）推荐并经国家药品监督管理部门批准的甲型和乙型流行性感冒病毒株分别接种鸡胚，经培养、收获病毒液、灭活、纯化和裂解，再纯化去除部分病毒成分后制成的，用于预防相应病毒株引起的流行性感冒，是目前最广泛应用的流感疫苗。

（二）生产工艺与质量控制

流感病毒裂解疫苗生产工艺与质量控制流程图如图2-3所示。

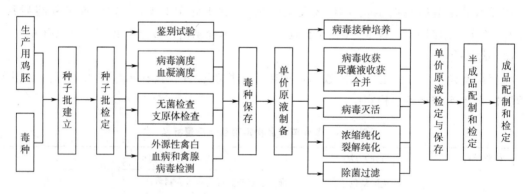

图2-3　流感病毒裂解疫苗生产工艺与质量控制流程图

1. 生产用鸡胚与毒种

毒种传代和制备用鸡胚应来源于无特定病原（specific pathogen free，SPF）鸡群。疫苗生产用鸡胚应来源于封闭式房舍内饲养的健康鸡群，并选用9~11d无畸形、血管清晰、活动的鸡胚。

生产用毒种为WHO推荐并提供的甲型和乙型流感病毒株。

2. 种子批的建立与鉴定

种子批应符合《生物制品生产检定用菌毒种管理及质量控制》规定。以WHO推荐并提供的流感毒株代次为基础，传代建立主种子批和工作种子批，至成品疫苗病毒总传代不超过5代。

主种子批和工作种子批按表2-6做检定。

表2-6 流感病毒裂解疫苗种子批检定项目和放行标准

检验项目	检验方法	放行标准	备注
鉴别试验	血凝素型别鉴定：血凝抑制试验	抗原性与推荐病毒株一致	主种子批、工作种子批均须做
病毒滴度	鸡胚半数感染剂量法（EID_{50}）	$\geq 6.5lg\ EID_{50}/mL$	主种子批、工作种子批均须做
血凝滴度	血凝法	$\geq 1:160$	主种子批、工作种子批均须做
无菌检查	（通则1101）	符合规定	主种子批、工作种子批均须做
支原体检查	（通则3301）	符合规定	主种子批、工作种子批均须做
外源性禽白血病病毒检测	酶联免疫吸附法（通则3429）	阴性	主种子批须做、工作种子批选做
外源性禽腺病毒检测	血清学法	阴性	主种子批须做、工作种子批选做

3. 毒种保存

冻干毒种于-20℃及以下保存；液体毒种于-60℃及以下保存。

4. 单价原液制备

（1）病毒接种与培养。

于鸡胚尿囊腔接种经适当稀释的工作种子批毒种，置适宜温度下进行培养。一次未使用完的工作种子批毒种，不得再回冻继续使用。

（2）病毒收获与尿囊收获液合并。

筛选活鸡胚，置2~8℃冷胚一定时间后，收获尿囊腔于容器内。逐容器取样，按表2-7进行尿囊收获液检定。每个收获容器检定合格的含单型流感病毒的尿囊液合并为单价病毒合并液。

表2-7 流感病毒裂解疫苗尿囊收获液检定项目和质量标准

检验项目	检验方法	质量标准
微生物限度检查	微生物计数法（通则1105、1106、1107）	菌数$<10^5 CFU/mL$ 沙门菌检测阴性
血凝滴度	血凝法	$\geq 1:160$

（3）病毒灭活。

在规定的蛋白质含量范围内加入甲醛进行病毒灭活，甲醛终浓度不高于$200\mu g/mL$。灭活到期后，每个灭活容器取样，进行病毒灭活验证试验和细菌内毒素含量测定。

（4）浓缩与纯化。

单价病毒合并液经离心或其他方法澄清后，用超滤法进行浓缩至适宜蛋白质含量范围，取样进行细菌内毒素含量测定。浓缩后的合并液采用柱色谱法或蔗糖密度梯度离心法进行纯化，采用蔗糖密度梯度离心法进行纯化的应用超滤法去除蔗糖。纯化后取样进行蛋白质含量测定。

（5）裂解与纯化。

将单价病毒合并液加入适宜浓度的裂解剂，在适宜条件下进行病毒裂解。

裂解后的病毒液采用柱色谱法或蔗糖密度梯度离心法以及其他适宜的方法进行病毒裂解后的再纯化，采用蔗糖密度梯度离心法纯化的应用超滤法去除蔗糖。超滤后的病毒液取样进行细菌内毒素含量测定和微生物限度检查，微生物限度检查菌数应小于10CFU/mL。

（6）除菌过滤。

纯化后的病毒裂解液经除菌过滤后，可加入适宜浓度的硫柳汞作为抑菌剂，即为单价原液。

5. 单价原液检定与保存

单价原液按表2-8进行检定，检定合格后于2~8℃保存。

表2-8　流感病毒裂解疫苗原液检定项目和质量标准

检验项目	检验方法	质量标准	备注
鉴别试验	血凝抑制试验 单向免疫扩散法	抗原性与推荐病毒株一致	
血凝素含量	单向免疫扩散法	≥90μg/（株·mL）	
无菌检查	无菌检查法 （通则1101）	符合规定	
蛋白质含量	（通则0731第二法）	不高于血凝素含量的4.5倍	用国家药监机构分发的卡介苗参考比浊标准

6. 半成品配制与检定

根据各单价原液血凝素含量，将各型流感病毒按同一血凝素含量进行配制（血凝素在30~36μg/mL范围内），可补加适宜浓度硫柳汞作为抑菌剂，即为半成品。

半成品按表2-9进行检定。

表2-9　流感病毒裂解疫苗半成品检定项目和质量标准

检验项目	检验方法	质量标准
血凝素含量	单向免疫扩散法	每1mL各型流感病毒株血凝素含量应为配制量的80%~120%
裂解剂残留量	聚山梨酯80残留量测定法（通则3203）	聚山梨酯80残留量<80μg/mL Triton X-100，$Triton_{N 101}$ 残留量<300μg/mL
无菌检查	无菌检查法（通则1101）	符合规定

7. 成品配制与检定

成品应符合《生物制品分包装及贮运管理》规定。每瓶0.25mL或0.5mL。每1次人用剂量为 0.25mL（6 个月至 3 岁儿童），含各型流感病毒株血凝素为 7.5μg；或 0.5mL（成人及 3 岁以上儿童），含各型流感病毒株血凝素为 15μg。

疫苗产品按表 2-10 进行检定。

表 2-10　流感病毒裂解疫苗成品检定项目和质量标准

检验项目	检验方法	质量标准
鉴别试验	单向免疫扩散法	抗原性与推荐病毒株一致
外观	目测	微乳白色液体，无异物
装量	（通则 0102）	不低于标示量
渗透压摩尔浓度	（通则 0632）	符合批准要求
pH 值	（通则 0631）	6.5～8.0
游离甲醛含量	（通则 3207 第一法）	≤50μg/mL
硫柳汞含量	（通则 3115）	≤100μg/mL
血凝素含量	单向免疫扩散法	每 1mL 各型流感病毒株血凝素含量≥标示量的 80%
蛋白质含量	（通则 0731 第二法）	不高于血凝素含量的 4.5 倍
卵清蛋白含量	酶联免疫吸附法（通则 3429）	≤200ng/mL
抗生素残留量	酶联免疫吸附法（通则 3429）	≤50ng/剂
无菌检查	无菌检查法（通则 1101）	符合规定
异常毒性检查	（通则 1141）	符合规定
细菌内毒素检查	凝胶限度试验法（通则 1143）	<20EU/mL

三、纯化亚单位疫苗质量控制实例——23 价肺炎球菌多糖疫苗（同时也是联合疫苗中的多价疫苗）

（一）疫苗简介

23 价肺炎球菌多糖疫苗（23-valent pneumococcal polysaccharide vaccine）是采用共 23 种（1、2、3、4、5、6B、7F、8、9N、9V、10A、11A、12F、14、15B、17F、18C、19A、19F、20、22F、23F 和 33F 型）常导致发病的肺炎链球菌分别进行液体培养，提取和纯化获得荚膜多糖抗原后稀释合并制成的亚单位疫苗，用于预防这 23 种血清型肺炎链球菌引起的肺炎、脑膜炎、中耳炎和菌血症等疾病。

（二）生产工艺与质量控制

23 价肺炎球菌多糖疫苗生产工艺与质量控制流程图如图 2-4 所示。

1. 生产用菌种

菌种应符合《生物制品生产检定用菌毒种管理及质量控制》的规定，来自中国医学细菌保藏管理中心或其他经批准的菌种，包括 23 种血清型肺炎链球菌菌种（1、2、3、4、5、6B、7F、8、9N、9V、10A、11A、12F、14、15B、17F、18C、19A、19F、20、22F、23F 和 33F 型）。

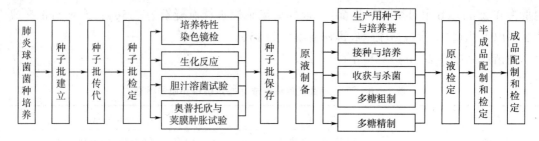

图 2-4　23 价肺炎球菌多糖疫苗生产工艺与质量控制流程图

2. 种子批的建立、传代与检定

主种子批启开后至工作种子批，传代不超过 5 代；工作种子批启开后至接种发酵罐培养，传代不超过 5 代。工作批应按表 2-11 进行检定。种子批保存应符合批准的要求。

表 2-11　23 价肺炎球菌多糖疫苗种子批检定项目和放行标准

检验项目	检验方法	放行标准
培养特性	目测	圆形、湿润、灰白或灰色菌落，有 α-溶血现象，菌苔易取下，呈现均匀混悬液
染色镜检	镜检	革兰氏阳性菌，有荚膜，呈链状排列
生化反应	糖发酵法	除另有规定，发酵葡萄糖、菊糖、棉子糖、蜜二糖，不发酵山梨醇
胆汁溶菌试验	目测	加数滴 10% 脱氧胆酸钠，肺炎链球菌被溶解
奥普托欣试验	目测	奥普托欣纸片周围出现抑菌圈，直径>14mm
荚膜肿胀试验	镜检	阳性区菌体周围可见明显无色荚膜

3. 原液制备

（1）生产用种子与培养基。

启开工作种子批菌种，经适当传代、染色镜检合格后接种于培养基上，制备数量适宜的生产用种子。

采用肺炎球菌半综合液体培养基或经批准的其他适宜培养基。培养基不应含有对人体有害或过敏原物质。

（2）接种与培养。

采用培养罐液体培养。在培养过程中取样涂片做革兰氏染色镜检，如发现杂菌污染，应废弃。

（3）收获与杀菌。

于对数生长期的后期收获，取样进行菌液浓度测定与纯菌检查，在收获的培养液中加入脱氧胆酸钠杀菌，杀菌条件以确保杀菌完全又不损伤其多糖抗原为宜。

（4）多糖粗制。

离心去菌体后的上清液，超滤浓缩。

根据不同血清型多糖特点，除另有规定外，其他型别在超滤浓缩液中加入适宜试剂，调

pH 值，加入乙醇至适宜浓度沉淀，离心收集上清液。

在上述上清液中加入乙酸钠至适宜浓度，调 pH 值，加乙醇至适宜浓度，沉淀多糖；经有机溶剂洗涤、真空干燥后收获粗制多糖，或按经批准的工艺沉淀粗糖。

（5）多糖精制。

采用冷酚法或经批准的方法去除蛋白质。

除另有规定的血清型别外，采用乙醇沉淀法或经批准的方法去除核酸。

经有机溶剂洗涤，真空干燥，收获精制多糖，或经批准的工艺沉淀精糖。

4. 原液的检定与保存

以上各单价精制多糖即为原液，按表 2-12 和表 2-13 进行检定，检定合格后于 -20℃ 保存。自收获杀菌之日起，疫苗总有效期不超过 60 个月。

表 2-12　23 价肺炎球菌多糖疫苗单价精制多糖原液检定项目和质量标准

检验项目	检验方法	质量标准	备注
鉴别试验	免疫双扩散法（通则 3403）免疫化学速率散射比浊法（通则 3429）	各单型多糖与相应特异性抗血清产生明显沉淀线；可测定各单型多糖含量	
固体含量	（通则 3101）		各型精制多糖干燥至恒重
蛋白质含量	（通则 0731）	含量限度见表 2-13	
核酸含量	（通则 0401）	含量限度见表 2-13	核酸在 260nm 波长吸收系数 $E_{1cm}^{1\%}$ 为 200
O-乙酰基含量	（通则 3117）	含量限度见表 2-13	测定 1 型和 11A 型精制多糖
磷含量	（通则 3117）经批准的其他方法	含量限度见表 2-13	
糖醛酸含量	（通则 0401）经批准的其他方法	含量限度见表 2-13	测定 1、2、3、5、8、9N、9V、22F 型精制多糖
甲基戊糖含量	（通则 0401）经批准的其他方法	含量限度见表 2-13	测定 2、6B、7F、17F、18C、19A、19F、22F、23F 型精制多糖
氨基己糖含量	（通则 0401）经批准的其他方法	含量限度见表 2-13	测定 4、5、9N、9V、10A、12F、14、15B、19A、19F、20 型精制多糖
总氮含量	（通则 0704）经批准的其他方法	含量限度见表 2-13	
分子大小	仪器法糖含量测定法（蒽酮硫酸法）	各型多糖分子分配系数（K_D）值见表 2-13	1、2、3、4、7F、8、9N、12F、14、18C、19A、19F 和 23F 型多糖采用琼脂糖 4B 或 CL-4B 凝胶过滤法测定；5、6B、9V、10A、11A、15B、17F、20、22F 和 33F 型独特采用 2B 或 CL-2B 凝胶过滤法测定

续表

检验项目	检验方法	质量标准	备注
有机溶剂残留量	（通则0861）经批准的其他方法	符合批准的要求	
细菌内毒素检查	（通则1143）	各型细菌内毒素含量≤1EU/μg	

表 2-13　23 价肺炎球菌多糖疫苗单价多糖原液检定相关项目限度要求

各型编号	蛋白质/%	核酸/%	总氮/%	磷/%	分子大小（K_D） CL-4B	CL-2B	糖醛酸/%	氨基己糖/%	甲基戊糖/%	O-乙酰基/%
1	≤2	≤2	3.5~6.0	0~1.5	≤0.15		≥45			≥1.8
2	≤2	≤2	0~1.0	0~1.0	≤0.15		≥15		≥38	
3	≤5	≤2	0~1.0	0~1.0	≤0.15		≥40			
4	≤3	≤2	4.0~6.0	0~1.0	≤0.15			≥40		
5	≤7.5	≤2	2.5~6.0	≤2		≤0.60	≥12	≥20		
6B	≤2	≤2	0~2.0	2.5~5.0		≤0.50			≥15	
7F	≤5	≤2	1.5~4.0	0~1.0	≤0.20				≥13	
8	≤2	≤2	0~1.0	0~1.0	≤0.15		≥25			
9N	≤2	≤1	2.2~4.0	0~1.0	≤0.20		≥20	≥28		
9V	≤2	≤2	0.5~3.0	0~1.0		≤0.45	15	≥13		
10A	≤7	≤2	0.5~3.5	1.5~3.5		≤0.65		≥12		
11A	≤3	≤2	0~2.5	2.0~5.0		≤0.40				≥9
12F	≤3	≤2	3.0~5.0	0~1.0	≤0.25			≥25		
14	≤5	≤2	1.5~4.0	0~1.0	≤0.30			≥20		
15B	≤3	≤2	1.0~3.0	2.0~4.5		≤0.55		≥15		
17F	≤2	≤2	0~1.5	0~3.5		≤0.45			≥20	
18C	≤3	≤2	0~1.0	2.4~4.9	≤0.15				≥14	
19A	≤2	≤2	0.6~3.5	3.0~7.0		≤0.45		≥12	≥20	
19F	≤3	≤2	1.4~3.5	3.0~5.5	≤0.20			≥12.5	≥20	
20	≤2	≤2	0.5~2.5	1.5~4.0		≤0.60		≥12		
22F	≤2	≤2	0~2.0	0~1.0		≤0.55	≥15		≥25	
23F	≤2	≤2	0~1.0	3.0~4.5	≤0.15				≥37	
33F	≤2.5	≤2	0~2.0	0~1.0		≤0.5				

5. 半成品配制与检定

分别取各单价精制多糖或各单价多糖原液适量，合并稀释配制成 23 价肺炎球菌多糖疫苗，使各单型精制多糖终浓度为 50μg/mL，除菌过滤后分装。

半成品检定依据通则 1101 进行无菌检查，应符合规定。

6. 成品的配制与检定

成品应符合《生物制品分包装及贮运管理》规定进行分配、分装并包装。每 1 次人用剂量 0.5mL，含 23 价肺炎球菌多糖疫苗各 25μg。

成品按表 2-14 进行检定。检定合格后于 2~8℃ 避光保存和运输，自生产之日起，有效期为 24 个月。

表 2-14　23 价肺炎球菌多糖疫苗成品检定项目和质量标准

检验项目	检验方法	质量标准	备注
鉴别试验	免疫双扩散法 （通则 3403）	各单型多糖与相应特异性抗血清产生明显沉淀线	
多糖含量测定	免疫化学速率散射比浊法 （通则 3429）	各型多糖含量应为（50±15）μg/mL，或标示量的 70%~130%	
外观	灯检法	无色透明液体	
装量	容量法 （通则 0102）	不低于标示量	
pH 值	pH 测定法 （通则 0631）	符合批准的要求	
渗透压摩尔浓度	（通则 0632）	符合批准的要求	
苯酚含量	滴定法 （通则 3113）	符合批准的要求	
无菌检查	无菌检查法 （通则 1101）	符合规定	
异常毒性检查	小鼠法 豚鼠法 （通则 1141）	符合规定	每只小鼠注射剂量 0.5mL，含 1 次人用剂量；每只豚鼠 5mL，含 10 次人用剂量
热原检查	热原检查法-家兔法 （通则 1142）	符合规定	注射剂量按家兔体重 1mL/kg，含每型多糖 2.5μg
细菌内毒素检查	细菌内毒素检查法 （通则 1143）	每 1 次人用剂量 ≤25EU	

四、基因重组亚单位疫苗质量控制实例——重组乙型肝炎疫苗（酿酒酵母）

（一）疫苗简介

乙型肝炎是由乙型肝炎病毒（hepatitis B virus，HBV）引起的世界性疾病。约 20 亿人曾感染 HBV，慢性感染者达 3 亿~4 亿。应用乙型肝炎疫苗是预防和控制乙型肝炎的根本措施。重组乙型肝炎疫苗（酿酒酵母）（recombinant hepatitis B vaccine）是由重组酿酒酵母表达的乙型肝炎病毒表面抗原（hepatitis B surface antigen，HBsAg）经纯化，加入铝佐剂制成的，用于预防乙型肝炎。重组酿酒酵母乙型肝炎疫苗是首个人用基因工程疫苗。由酵母生产的重组乙型肝炎疫苗可以进行高密度发酵，具有表达量高（约 $40\mu g/mL$）、成本低、工艺成熟等优点，在市场上具有支配地位。

（二）生产工艺与质量控制

重组乙型肝炎疫苗（酿酒酵母）的生产工艺与质量控制流程图如图 2-5 所示。

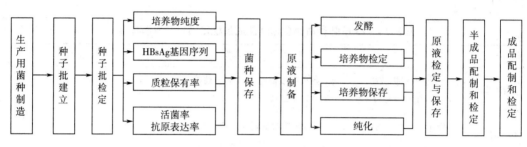

图 2-5　重组乙型肝炎疫苗（酿酒酵母）生产工艺与质量控制流程图

1. 生产用菌种

DNA 重组技术构建的表达 HBsAg 的并经批准的重组酿酒酵母原始菌株。

2. 种子批的建立、检定与保存

种子批应符合《生物制品生产检定用菌毒种管理及质量控制》规定。由原始菌种扩增 1 代为主种子批，主种子批扩增 1 代为工作种子批。

主种子批与工作种子批按表 2-15 进行检定。检定合格后，主种子批与工作种子批菌种于液氮中保存，工作种子批菌种于 -70℃ 保存不超过 6 个月。

表 2-15　重组乙型肝炎疫苗（酿酒酵母）种子批检定项目和放行标准

检验项目	检验方法	放行标准
培养物纯度	平板培养法	无细菌和其他真菌检出
HBsAg 基因序列测定	基因测序法	应与原始菌种一致
质粒保有率	平板复制法	符合批准的要求
活菌率	血细胞计数板	≥50%
抗原表达率	扩增培养，破碎细胞，酶联免疫吸附法（通则 3429）测定 HBsAg 含量	≥0.5%

3. 原液制备

取工作种子批菌种，按批准的工艺经锥形瓶、种子罐、生产罐进行三级培养发酵，收获的酵母菌冷冻保存。

对培养物纯度和质粒保有率进行检定，应符合批准的要求。检定合格的培养物在 -60℃ 以下保存不超过 6 个月。

培养物经细胞破碎去除细胞水平，经硅胶吸附粗提、疏水色谱法纯化、硫氰酸盐处理等步骤或经批准的方法制备 HBsAg 纯化产物。取纯化产物再经稀释和除菌过滤后即为原液。

4. 原液检定与保存

原液按表 2-16 进行检定。检定合格的原液于 2～8℃保存，保存时间应符合批准的要求。

表 2-16　重组乙型肝炎疫苗（酿酒酵母）原液检定项目和质量标准

检验项目	检验方法	质量标准	备注
无菌检查	无菌检查法 （通则 1101）	符合规定	
蛋白质含量	Lowry 法 （通则 0731 第二法）	符合批准的要求	
分子量	还原型 SDS-PAGE 法 （通则 0541）	主要蛋白质条带分子量为 20～25kD，可有多聚体蛋白质带	银染法
N 端氨基酸序列测定	氨基酸序列分析仪 或其他适宜的方法	Met-Glu-Asn-Ile-Thr-Ser-Gly-Phe-Leu-Gly-Pro-Leu-Leu-Val-Leu	每年至少测定 1 次
纯度	免疫印迹法 （通则 3401） SEC（HPLC）法 （通则 0512）	杂蛋白≤1.0%	
细菌内毒素检查	凝胶限度试验 （通则 1143）	<10EU/mL	
宿主细胞 DNA 残留量	（通则 3407）	≤10ng/剂	

5. 半成品配制与检定

按终浓度为 100μg/mL 加入甲醛处理原液，37℃保温适当时间。

将抗原与铝佐剂按批准的工艺置 2～8℃吸附适宜的时间，用 0.85%～0.90%氯化钠溶液洗涤，去除上清液后再恢复至原体积，即为铝吸附产物。

蛋白质浓度为 20.0～27.0μg/mL 的铝吸附产物与铝佐剂等量混合，即为半成品。

半成品按表 2-17 进行各项检定。

表 2-17　重组乙型肝炎疫苗（酿酒酵母）半成品检定项目和质量标准

检验项目	检验方法	质量标准
吸附完全性	比色法	≥95%
硫氰酸盐残留	比色法	<1.0μg/mL
Triton X-100 残留	比色法	<15.0μg/mL
pH 值	pH 测定法 （通则 0631）	5.5～7.2
游离甲醛含量	复红比色法 （通则 3207 第二法）	≤20μg/mL

续表

检验项目	检验方法	质量标准
铝含量	滴定法 （通则 3106）	0.35～0.62mg/mL
渗透压摩尔浓度	渗透压摩尔浓度测定法 （通则 0632）	280±65mOsmol/kg
无菌检查	无菌检查法 （通则 1101）	符合规定
细菌内毒素检查	凝胶限度试验 （通则 1143）	<5EU/mL

6. 成品配制与检定

符合《生物制品分包装及贮运管理》规定进行分批、分装和包装。每瓶 0.5mL 或 1.0mL，每次人用剂量 0.5mL，含 HBsAg 10μg；或每次人用剂量 1.0mL，含 HBsAg 20μg 或 60μg。

成品按表 2-18 进行各项检定。

表 2-18　重组乙型肝炎疫苗（酿酒酵母）成品检定项目和质量标准

检验项目	检验方法	质量标准
鉴别试验	酶联免疫吸附法 （通则 3429）	含有 HBsAg
外观	灯检法	乳白色混悬液体，可因沉淀分层，易摇散，不应有摇不散的块状物
装量	容量法	不低于标示量
渗透压摩尔浓度	渗透压摩尔浓度测定法 （通则 0632）	符合批准的要求
pH 值	pH 测定法 （通则 0631）	5.5～7.2
铝含量	滴定法 （通则 3106）	0.35～0.62mg/mL
体外相对效力测定	酶联免疫吸附法 （通则 3501）	≥0.5
无菌检查	无菌检查法 （通则 1101）	符合规定
异常毒性检查	异常毒性检查法 （通则 1141）	符合规定
细菌内毒素检查	凝胶限度试验 （通则 1143）	<5EU/mL

思考与拓展

1. 随着疫苗研究的深入，疫苗种类的扩展，新型疫苗不断涌现，如 mRNA 疫苗的出现，让人们近距离接触了这一新型疫苗。2021 年 8 月，全球首个正式获批的新冠病毒疫苗 BNT162b2 由美国食品药品管理局批准上市。由于 mRNA 疫苗研发时间短，产品品类稀少，人们对其缺乏系统的质量控制的研究数据和经验，目前 mRNA 疫苗的质量控制有哪些检测项目，是否具有新的检测方法，试做总结归纳。

2. 疫苗的效价是疫苗质量控制中有效性和批间一致性的重要指标，效价一直以来是疫苗质量控制的重中之重。疫苗的效价通常是在实验动物体内完成。随着人们对动物伦理和动物福利的关注，体内实验方法越来越受到挑战。因此人们把目光越来越转向体外实验方法。《欧洲药典》10.0 版通则就增加了"用于疫苗质量控制的体外方法替代体内方法"这一章节，为体外实验方法的探索提供政策支持。请列举两三种疫苗质量控制研究中能够替代体外实验的体内实验方法，并做简要分析。

本章思政

参考文献

［1］国家药典委员会．中华人民共和国药典：三部［S］.2020 年版．北京：中国医药科技出版社，2020.

［2］张辉，刘建阳，等．mRNA 疫苗质量控制进展［J］. 药学进展，2022，46（10）：745-750.

［3］张旋旋，吴星，等．《欧洲药典》通则"用于疫苗质量控制的体外方法替代体内方法"的解读和思考［J］. 中国生物制品学杂志，2023，36（1）：1-4，10.

［4］陈琼，石继春，等．23 价肺炎球菌多糖疫苗质量控制现状和展望［J］. 中国药品标准，2022，23（2）：156-160.

［5］王军志，等．生物技术药物研究开发和质量控制［M］.3 版．北京：科学出版社，2018.

［6］王凤山，邹全明，等．生物技术制药［M］.4 版．北京：人民卫生出版社，2022.

［7］高向东，等．生物药物分析［M］. 北京：人民卫生出版社，2022.

第三章　血液制品

第一节　血液制品概述

一、血液制品的定义

　　血液制品一般是指由健康人的血液、血浆或特异免疫人血浆分离、提纯或由重组 DNA 技术制成的血浆蛋白组分或血细胞组分制品。因此从广义上来说，血液制品包含了全血、血液有形成分制品、血浆蛋白制品，但是由于目前在临床上被广泛应用的大多为血浆蛋白制品，因此血液制品也可狭义地理解成血浆蛋白制品。本章介绍的血液制品主要是指血浆蛋白制品，由于血液制品的含义存在一定的分歧，因此一般采用《中国药典》（2020 版）三部中对血液制品的定义：指源自人类血液或血浆的治疗产品，如人血白蛋白、人免疫球蛋白、人凝血因子等。

二、血液制品的分类、用途

　　血液是在心脏和血管腔内循环流动的一种组织，主要由血浆和血细胞组成，其中血浆约占 55%。血浆相当于结缔组织的细胞间质，除含有大量水分以外，还有血浆蛋白、无机盐和非蛋白质有机物，其中血浆蛋白占 6%~7%，血液制品（血浆蛋白制品）就是从这些血浆蛋白中分离提纯而得。人血浆中总共含有 200 多种蛋白，目前已经分离并明确结构的有 100 多种，其中有 20 多种血浆蛋白已被用于临床，在临床急救、免疫增强以及疾病治疗中发挥着重要作用。血浆蛋白种类繁多功能多样（表 3-1），与机体的免疫、凝血和抗凝血、药物和营养物质传递等息息相关，按照血浆蛋白的生理功能可分为白蛋白类、免疫球蛋白类、凝血因子类和其他蛋白成分，这也是目前最为常用的分类方法。

表 3-1　常用血液制品品种及用途

种类	产品	适应症
白蛋白	人白蛋白	纠正急性血容量减少；调节渗透压，防治和控制休克；用于体外循环
免疫球蛋白	静脉注射人免疫球蛋白（静丙）	增强免疫力，治疗原发性免疫球蛋白缺乏症、继发性免疫球蛋白缺乏症和自身免疫性疾病等
	乙肝人免疫球蛋白	主要用于乙肝的被动免疫、治疗，以及肝移植等
	破伤风人免疫球蛋白	主要用于预防和治疗破伤风，尤其适用于对破伤风杆菌有过敏反应者

续表

种类	产品	适应症
免疫球蛋白	狂犬病人免疫球蛋白	主要用于狂犬病被动免疫和治疗
	RhO（D）人免疫球蛋白	主要用于新生儿溶血症被动免疫和治疗
	水痘-带状疱疹人免疫球蛋白	主要用于水痘被动免疫和治疗
凝血因子	人凝血因子Ⅷ	要用于治疗甲型血友病和获得性凝血因子Ⅷ缺乏而导致的出血症
	人凝血酶原复合物	主要治疗先天性和获得性凝血因子Ⅱ、Ⅶ、Ⅳ、Ⅹ缺乏症，如乙型血友病等
	人纤维蛋白原	主要用于治疗异常纤维蛋白血症，纤维蛋白原缺乏症
	人凝血因子Ⅸ	用于控制和预防乙型血友病（先天性凝血因子Ⅸ缺乏症或 Christmas 氏病）成人及儿童患者出血
	人凝血因子Ⅶ	凝血因子Ⅶ缺乏
	人凝血因子 vWF	人凝血因子 vWF 缺乏
	人凝血因子ⅩⅠ	丙型血友病
其他蛋白成分	人抗凝血酶Ⅲ	抗凝血酶Ⅲ缺乏
	人 α1-抗胰蛋白酶	临床上有肺气肿的 α1-抗胰蛋白酶缺乏
	人 C1-酯酶抑制剂	血管神经水肿
	人蛋白 C	蛋白 C 缺乏所致血栓
	人蛋白 S	蛋白 S 缺乏
	纤维蛋白胶	外科止血黏合

（一）白蛋白类

白蛋白（albumin，又称清蛋白）是人体血浆中含量最多的蛋白质，浓度达 $35 \sim 55g/L$，占血浆蛋白的 $50\% \sim 60\%$，人血清白蛋白（Human serum albumin，HSA）是由肝脏合成的单链、非糖基化蛋白质，正常情况下肝脏每天可以合成 $12 \sim 20g$ 的白蛋白，占肝脏合成蛋白总量的 25%（当发生失血时，肝脏合成白蛋白的速率可提高 $2 \sim 3$ 倍，因此如果一次献血 $200 \sim 400mL$，损失的白蛋白在一两天内即可恢复正常水平）。成熟的人血清白蛋白包含 585 个氨基酸，分子量为 66kD，其中半胱氨酸的含量较高，链内可以形成 17 对二硫键交叉连接，使单条肽链折叠盘曲成球形蛋白，因此白蛋白分子的稳定性较好。

人血清白蛋白具有维持血浆胶体渗透压、运输解毒和营养供给等重要的生理作用。与盐类和水分相比白蛋白的相对分子质量更高，不易透膜，因此对维持和调节血浆胶体渗透压有着十分关键的作用，白蛋白所产生的胶体渗透压约占血浆胶体总渗透压 80%，1g 白蛋白产生的渗透压相当于 20mL 液体血浆或 40mL 全血。人血清白蛋白对于阴离子和阳离子的结合能力均较强，因此可以运输脂肪酸、胆色素、氨基酸、类固醇激素、金属离子和许多药物分子，此外还能结合一些有毒物质，将其运送至解毒器官，起到了解毒作用。组织蛋白和血浆蛋白可互相转化，为组织提供营养，促进肝细胞的修复和再生。在临床上人血清白蛋白可用于治疗休克与烧伤，用于补充因手术、意外事故或大出血所致的血液丢失，也可以作为血浆增容剂。

（二）免疫球蛋白类

免疫球蛋白（Immunogloblin, Ig）是指具有抗体活性或分子结构上与抗体相似的一类球蛋白，由上千份混合人体血浆混合经蛋白分离纯化、病毒灭活等工艺制备而成的一种特殊药物。免疫球蛋白与疫苗是不同的概念，疫苗可以产生免疫球蛋白，主动使人产生免疫力；免疫球蛋白是被动免疫，可以通过特异性结合相应抗原、活化补体以及结合 Fc 受体产生抗体依赖的细胞介导细胞毒作用和调理吞噬作用，阻断或消除各种病原体对人体的致病作用，在人体内有半衰期。

免疫球蛋白在血浆中的含量仅次于白蛋白，占血浆蛋白的 12% ~ 15%。免疫球蛋白分子的基本单位都是由 2 条相同的重链和 2 条相同的轻链构成的对称结构，轻链又包括 κ 和 λ 两种结构类型。因其结构和功能不同，免疫球蛋白分为 IgG、IgA、IgM、IgD 和 IgE 五大类。IgG 为人体含量最多和最主要的 Ig，占总免疫球蛋白的 70% ~ 80%，临床上使用的免疫球蛋白制品主要是 IgG。根据原料血浆的特性和制品的功能效应，可以分为广谱免疫球蛋白和特异性免疫球蛋白。

1. 广谱免疫球蛋白

静脉注射人免疫球蛋白（Human immunoglobulin for intravenous injection, IVIG, pH = 4.0）是由成千上万份健康人血浆混合制备而成。其原料血浆来自于已经接种疫苗且在生活中接触过大量病原微生物的成年人，因此其包含广谱的抗菌、抗病毒抗体，具有丰富的抗体多样性，主要成分为 IgG，含量≥95%，临床上用于特发性血小板减少性紫癜、慢性炎性脱髓鞘性多发性神经病、川崎病、格林-巴利综合征等多种自身免疫性疾病和炎性疾病的治疗。

2. 特异性免疫球蛋白

特异性免疫球蛋白是指针对某一特定病原体的免疫球蛋白，是将含高效价抗特定病原体的抗体的人血浆进行混合后，经蛋白分离纯化、病毒灭活等工艺制备而成的被动免疫制剂，如乙肝人免疫球蛋白（Hepatitis B human immunoglobulin, HBIG）、水痘-带状疱疹人免疫球蛋白（Varicella-zoster immunoglobulin, VZIG）、破伤风人免疫球蛋白（Tetanus immunoglobulin, TIG）等。与广谱免疫球蛋白不同，特异性免疫球蛋白具有高度特异性、高比活性、高效价抗体的特点，可预防病毒感染或减轻临床并发症，可为高危易感人群提供有效保护作用。

（三）凝血因子类

凝血因子是参与血液凝固过程（图 3-1）的各种蛋白质组分，种类繁多，功能各异，主要用于各类先天性遗传性缺陷患者的治疗。目前，国内外已上市的凝血因子类制品，按照来源可以分为血浆来源和重组来源两大类。血浆来源的凝血因子类制品包括纤维蛋白原（Fibrinogen, FIB）、凝血酶、凝血因子Ⅶ、凝血因子Ⅷ、凝血因子 vWF、凝血因子Ⅸ、凝血酶原复合物、凝血因子Ⅺ和凝血因子ⅩⅢ。重组来源凝血因子类制品包括凝血酶、凝血因子Ⅶ、凝血因子Ⅷ、凝血因子Ⅸ。FIB 是血浆中含量最高的一种凝血蛋白。

（四）其他蛋白成分

近年来，随着分离技术的进步，特别是离子交换层析和亲和层析的应用，血浆中的许多少量或微量蛋白成分被分离提纯，用于治疗先天或后天缺乏这些蛋白所导致的疾病。因此，

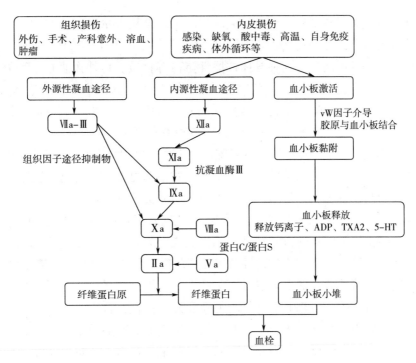

图 3-1 凝血机制

微量血浆蛋白成分已经成为血液制品研究的热点之一。如抗凝血酶（Antithrombin，AT），是体内重要的抗凝物质之一，在血浆中的含量为 0.1~0.2g/L，占血浆总抗凝血酶活性的 50%~60%。AT 属于丝氨酸蛋白酶抑制剂，对凝血因子 II a、X a、IX a、XI a 以及纤溶酶、激肽释放酶和补体均有灭活作用，在维持机体的出凝血平衡中起重要作用。

血液制品在医疗急救以及遗传性疾病和自身免疫性疾病的治疗和预防中有着其他药品不可替代的重要作用，在临床治疗中的需求越来越大。血浆蛋白因其种类和功能不同，而表现出不同的性质，使得血浆蛋白的重组表达与纯化技术具有很大的特殊性。白蛋白虽然结构相对比较简单，但其含量高，静脉输注量大，重组产品的杂蛋白总量很难达到安全性要求；免疫球蛋白、各种凝血因子往往存在复杂的结构和化学修饰，原核细胞表达难以获得与天然产物相近或相同的产品。尽管哺乳细胞表达可以获得与天然产物相近或相同的产品，但是其表达量很低，纯化也比较困难，难以达到产业化的目的。因此，血浆蛋白大多来源于健康人的血浆。

第二节　血液制品的质量控制

一、血液制品质量控制的必要性

血液制品区别于一般药品的特殊性在于原材料稀缺，绝大部分产品不能通过基因工程方法制造。血浆供应只能来自人体，存在资源稀缺性，且用于血液制品生产的血浆，只能由血制品企业控制的单采血浆站采集。此外，血液制品生产是从大量混合血浆中经分离和提纯而制备的，不可避免地可能污染有经血液传播的病毒（如 HIV、HBV、HCV、HAV 等）、细菌或其他有害物质，或者可能含有同种异体抗原性蛋白等物质。另外血浆是一种复杂的生物材料，包含有几百种生物化学物质，有些物质是相对稳定的，如人血白蛋白、人免疫球蛋白，而有些物质是不稳定的，易失去生物学活性，如人凝血因子等。血液制品的人源性、稀缺性和潜在传染性等特征，使其有效性、安全性和经济性备受关注。

"美国血"事件被称为英国公共卫生系统最大丑闻。20 世纪七八十年代，当时英国国家医疗服务系统（NHS）采用注射浓缩凝血因子的方式治疗血友病，而这种凝血因子需要从人血浆中提取。由于英国本土血源供不应求，英国开始从美国低价收购血浆，但对供浆者未进行严格的把控，其中不乏艾滋病毒携带者及肝炎患者，导致了大规模的血液制品污染事件，几万名患者因为接受了被污染的血液制品而感染艾滋病或丙肝，两千多人死亡。该事件推动了血液制品现代质量管理体系的构建，即要求在产品生产和物流的全过程都必须验证。

由于血液制品的特殊性，加上采浆过程中潜在的传染病传播可能，无论是国内制造还是海外进口均受到严格管控。随着血液制品的创新和升级换代，特别是一个从单采血浆到血浆组分分离至最终无菌制剂生产，属于全产业链技术密集型的制药行业，对多达数十个环节的生产和质量稳定性有严格的要求，因而对产品研发、生产技术、质量控制和质量保证的技术水平、经验积累等综合素质提出了更高标准。在我国，血液制品的生产、经营及使用必须严格遵循《中华人民共和国药品管理法》；制品的生产和质量必须符合《中国药典》（2020 年版）三部的要求；严格控制原料血浆质量，采用安全有效的蛋白质分离提纯工艺及有效的灭活/去除病毒的方法；严格执行《药品生产质量管理规范》（CMP）生产过程及半成品、成品进行质量控制并实行批签发制度和售后产品质量监督等，最终保障血液制品的安全性、有效性和稳定性。

二、血液制品安全性的质量控制

（一）原材料的质量控制

血液制品核心原材料是原料血浆，原料血浆的质量直接关系到免疫球蛋白的质量。为确保血液制品的安全，我国现有法律法规从不同层面提出了要求。

原料血浆来自单采血浆站，单采血浆站由血液制品生产企业（供应商）设置和管理，应遵守《血液制品管理条例》《单采血浆站基本标准》《单采血浆站管理办法》和《单采血浆站质量管理规范》等法律法规的相关规定。首先在血浆站应对供浆者进行筛查，并在窗口期后进行供者复查；其次在血液制品生产企业，应根据《关于实施血液制品生产用原料血浆检疫期的通知》规定，对用于生产的每份血浆进行复核检验，复检合格的样品要在检疫期过后才能投入生产，且应对混浆的样品进行检验。供应商作为产品安全的责任主体，有责任对其采浆站进行有效地监督，确保原料血浆的采集、检验、贮存及运输均符合我国的法律法规，并按照现行法律法规对原料血浆进行复检和留样，这是生产出安全血液制品的前提。

（二）生产过程中的质量控制

1. 生产工艺验证

血液制品生产过程包括血浆合并融化、组分分离、纯化、病毒灭活和无菌灌装、包装等，属非最终灭菌的无菌产品。血浆蛋白分离由传统的低温乙醇分离法逐渐被全程柱层析技术所替代，从根本上改变了原有技术分离时间长、步骤烦琐、分离效果差、产品种类少、自动化程度低等缺点，有效地提高了原料血浆的利用率及使用安全性。在遵循传统加热灭活病毒工艺的同时，出现了许多经改良的加热病毒灭活方法，如纳米膜过滤、巴氏灭活、干热灭活、低 pH 孵化灭活法，多种方法结合使用可进一步提高血液制品的安全性。目前，国内外药典和法规要求任何血液制品制剂均需通过两步病毒灭活处理，一般不提倡应用某一种单独方法来灭活血液制品。如国内生产 IVIG 主要采用巴氏灭活+低 pH 孵化灭活或低 pH 孵化灭活+纳米膜过滤，能够最大限度保障制品的安全、有效及治疗效果，但纳米膜过滤的成本较高，非一般小企业能承受。

在血液制品生产中，首先应对生产工艺进行验证，既考虑产品质量、安全性、有效性，又考虑生产工艺的重现性、抗干扰能力和蛋白质得率。同样，还需要对病毒灭活/去除方法进行验证，并经过国家药品监督管理权威机构批准。如在进行层析工艺时，除了对目标杂质的清除能力及产品质量的影响进行研究外，还应考虑对产品病毒安全性是否有影响，如有影响应在缩小的代表性规模下开展病毒清除能力研究。另外，针对不同的血浆制品要采取不同的成熟工艺或措施确保质量安全。

2. 防止污染和交叉污染

血液制品生产过程中不同阶段具有不同的病毒安全级别。不同安全级别的生产设施相互独立、独立的人流物流等 GMP 管理要素是防止病毒去除或灭活前、后制品交叉污染的重要措施，是保障制品病毒安全的重要手段。此外，为防止血液制品污染，厂房设计和布局、人员管理、设备管理、空气净化系统、储存管理等都应严格规范。

3. 防腐剂和稳定剂

注射用血液制品制剂的最重要的理化参数是液体的 pH 值和渗透压，需要添加相应的防腐剂和稳定剂（如山梨醇、葡萄糖、甘氨酸、脯氨酸等）。IVIG 在 pH 为 4.25 时稳定性最高，其制剂处方是利用山梨醇、糖或氨基酸作为稳定剂，pH 范围为 4.5~5.5。对于制剂处方的研究，应在不同强制降解条件下开展研究，以便更灵敏地发现制剂处方是否稳定。另外，制剂处方的研究同时要考虑与直接接触包材的相容性问题。

（三）成品的质量控制

经特定生产工艺生产的血浆蛋白，需进行蛋白质含量、纯度、pH、残留乙醇含量的检定。特异性人免疫球蛋白还需测定特异性抗体效价，凝血因子类制品还需测定特定的凝血因子效价和比活性。检定合格后，可以稀释、分装、密封（或冻干后密封）保存，经目检、贴签、包装、全面检定（成品检定）合格后，方可签发上市。一般成品的质量控制包括物理检查（外观、渗透压摩尔浓度、可见异物、不溶性微粒、装量、热稳定性）、化学检查（pH、蛋白含量、纯度、糖及糖醇含量）、分子大小分布（排阻色谱法）、无菌检查、异常毒性检查、热原检查等。对于不同种类的血浆制品除开展上述共性检定项目外，还要开展特殊项目检定。生产者在实际研究中还应进行更多的质量研究，有利于产品开发、上市后工艺变更等整个生命周期的管理。

（四）外源性污染的控制

1. 产品单支污染的控制

生物制品一旦被支原体污染，品质会明显下降。由于支原体污染具有隐蔽性，不能用除菌过滤膜除去，最后的无菌检查很难检查出来，这样的产品流向市场，对用药安全造成极大危害。因此，应有针对性地制定相应的工艺和方法、采购相应的设备和设施（如自动灌装系统）、使用相应的物料和防护设施、制定有效的操作规程，并对最终产品进行严格的检疫——特定的支原体检查，对确保产品的无菌尤为重要。

2. 热原的控制

热原系指由微生物产生的能引起恒温动物体温异常升高的致热物质，包括细菌性热原、内源性高分子热原、内源性低分子热原及化学热原等。血液制品生产中的每一个环节都有可能污染热原，生产环境、不规范操作、设备及器械、原辅材料等是致使热原产生的主要来源，不仅造成产品不合格和生产企业经济损失，也会直接影响该企业的信誉和形象。因此，需要通过微生物限度检查控制原料血浆的质量，通过鲎试验控制生产过程的各个半成品、原液、成品的热原。

对于血液制品生产中热原污染的控制最主要的措施是生产过程控制，生产车间必须是符合GMP要求的洁净厂房，严格按规定进行清洁消毒，并定期对洁净间进行沉降菌和尘埃粒数检测，合格后方可使用。热原很容易吸附在容器上，生产中任何直接接触制品的设备、容器、生产用具、管路，包括检测取样吸管、试管等必须保证无热原。耐热器具如玻璃、不锈钢等应进行干热灭菌；不耐高温用具，如胶塞、胶管等，可采用 0.2mol/L 氢氧化钠或盐酸浸泡4h 以上，然后用新鲜注射用水冲洗至中性，再高压灭菌。保证注射用水新鲜无热原，化学原材料应尽量选购无热原的，操作者必须严格按 SOP 更衣、洗手、消毒。对于任何非封闭系统的操作，均应采取无菌操作方式。

3. Al^{3+} 含量的控制

国内血浆组分分离主要采用低温乙醇、压滤或部分层析相结合的技术，压滤使用的滤板和助滤剂（如硅藻土）会引起血液制品 Al^{3+} 浓度升高，通常可以采用超滤方法去除 Al^{3+}。此外，与液体直接接触的包装材料，如胶塞、瓶子也会影响血液制品 Al^{3+} 含量和白蛋白溶液的热稳定性，在包装材料选择上应注意。《中国药典》2020 版规定，人血白蛋白 Al^{3+} 含量应≤$200\mu g/mL$。

4. 不溶性微粒的控制

注射液中的不溶性微粒（炭黑、碳酸钙、橡胶屑、纸屑、真菌及芽孢、结晶等）不能在人体内代谢，滞留在微细血管中易诱发血栓而导致细胞损害或组织坏死，一直是血液制品行业内关注的重点。各国药典中均制定了非常明确的不溶性微粒检查的限度标准，《中国药典》（2010 年版）开始增加了血液制品不溶性微粒的检测项，制品标准得到提升。影响血液制品中不溶性微粒的因素较多，90%左右来自工作人员，因此必须采取隔离人体污染的卫生措施。此外，还应考虑内包材胶塞、玻瓶以及助滤剂的去除、过滤介质的选择和临床药物配伍等。要真正降低血液制品中的不溶性微粒，血液制品生产企业在辅料和包材的管理上，除了要选择适宜的供方，进行严格的 QC 复检外，还应加强生产过程的 QA 监控。

三、血液制品有效性的质量控制

（一）静脉输注产品渗透压的控制

渗透压是注射剂在进行处方设计时需要考虑的重要因素，渗透压的变化会影响红细胞的状态（表3-2）。在理想情况下，注射液与体液的渗透压应当大致相等。但是在实际的处方设计实践中，出于稳定、生产等方面因素的考虑，在制剂中加入的众多辅料往往使渗透压大大增加。按照规定，人血白蛋白的渗透压摩尔浓度应为 $210 \sim 360 mOsmol/kg$，IVIG 的渗透压摩尔浓度不得低于 $240 mOsmol/kg$。

表3-2　不同渗透压 NaCl 溶液对红细胞的影响

序号	样品	渗透压/mOsmol/kg	目测法	分光光度法	
				OD 值	溶血率
1	阴性对照管（0.9%NaCl）	285	未溶血	0.029	
2	0.72%NaCl	226	未溶血	0.023	0
3	0.63%NaCl	201	未溶血	0.037	1.7%
4	0.54%NaCl	174	微溶血	0.083	11.6%
5	0.45%NaCl	146	溶血	0.491	98.9%
6	0.36%NaCl	115	溶血	0.493	99.4%
7	阳性对照管		溶血	0.496	100%

（二）IVIG 的 IgG 亚类组成和 Fc 段生物学活性

IVIG 是由不低于1000人份的血浆汇集制成，包含约107种广谱的抗病毒、细菌等外源性抗原以及针对自身抗原的抗体，具有极丰富的抗体多样性，其中95%以上是 IgG。IgG 由 2 个 Fab 段和 1 个 Fc 片组成，Fc 段无抗原结合活性，是免疫球蛋白与效应分子、细胞相互作用的部分，具有激活补体系统有效杀伤病原体等生物学作用，IgG Fc 段生物学活性与 IVIG 临床疗效密切相关。因此，加强 IVIG Fc 段生物学活性的研究对于提高产品质量具有重要意义。

正常人血清 IgG 有 4 个亚类，即 IgG1、IgG2、IgG3、IgG4，分布有一定的范围，IgG1 占60%~70%，IgG2 占 15%~20%，IgG3 占 5%~10%，IgG4 占 1%~7%。不同厂家采集的血浆因地域、人口、制备的工艺流程、仪器设备及员工的操作水平等各方面的差异，可能造成 IVIG 制品抗体成分的差异。由于不同亚型的 IgG 在抗毒素、抗病毒、抗菌等方面的生物学活性不完全相同，因此不同的 IgG 亚型分布可能造成产品效价上存在一定差异。因此，符合正常范围的 IgG 亚类组成可以保障 IVIG 制品的有效性。

（三）免疫球蛋白抗体效价

特异性免疫球蛋白的制备技术与工艺基本与肌肉注射免疫球蛋白或静脉注射免疫球蛋白的制备工艺相同，其关键点和难点主要取决于能够获得高滴度特异性抗体的原料血浆和建立快速、准确的血浆特异性抗体效价筛查方法。由于原料血浆的特异性抗体滴度高低取决于单份血浆的检测，在规模化生产的情况下，所涉及的单份血浆检测量非常大，因此要求筛查所采用的检测技术操作简单、快速而且准确；选择适合的抗体检测方法并对方法学（包括重复性和准确性）进行充分的验证，是保证检测结果准确可靠和原料血浆质量的关键。

（四）凝血因子活性

凝血因子是机体凝血系统的天然成分，可以按一定顺序相应激活生成凝血酶，并使纤维蛋白原变为纤维蛋白而发挥凝血作用，故凝血因子广泛应用于各类出血性疾病的治疗。在凝血过程中任一凝血因子引起血液凝固的时间与其活性成反比，通常我们采用效价来表示凝血因子活性。但在具体的生产制备过程中，由于工艺等因素可能导致凝血因子的活性不足或消失，这都会影响其起效的快慢，因此对凝血因子效价进行检测非常重要。

四、血液制品稳定性的质量控制

在规定的制剂有效期内，或经过运输、贮存等环境因素影响后，仍能达到原规定的指标。

第三节　血液制品的质量控制实例

一、鉴别试验

临床上使用的血液制品是各种人血浆蛋白制品，不同种属来源的血浆蛋白在其结构和功能上有差异，特别是特异性免疫球蛋白，不同的种属来源会限制其被动免疫机制的发挥，因此需要对血浆制品的种属来源进行鉴定。此外，IgM、IgD、IgG、IgA 和 IgE 5 类免疫球蛋白在生物学特性、结构、靶特异性和分布上均不同。IgG/D/E 以单体形式存在，IgM 为五聚体，IgA 为二聚体（图 3-2）。临床上使用的人免疫球蛋白大多为 IgG，而 IgD/E 在正常血清中含量极低，在对 IgG 进行鉴定时，主要区分 IgM、IgG 和 IgA。

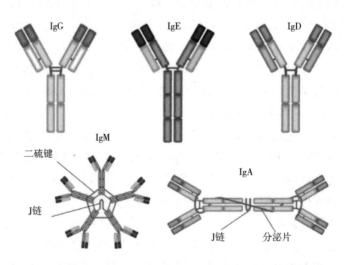

图 3-2　免疫球蛋白结构

（一）免疫双扩散法

将抗原和相应抗体分别加入同一凝胶板中的相邻小孔中，使两者互相扩散，当扩散到它们的浓度达当量点时（浓度相当）形成沉淀，沉淀的产生阻止抗原抗体复合物的自由运动，形成一条沉淀线。当抗原抗体存在多种成分时，将呈现多条沉淀线以至交叉反应线（图 3-3），因此可用来检查抗原和免疫血清的特异性、纯度或浓度比，比较抗原之间的异同点。

该方法可以用来鉴别免疫球蛋白的来源，通过特异性检查区别人源和羊、牛等动物来源，其具体操作规程如下：

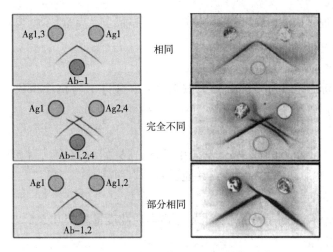

图3-3　多种抗原抗体的免疫双扩散试验

1. 试剂准备

0.5%氨基黑染色剂、脱色液（乙醇：冰醋酸：水＝9∶1∶10）。

2. 供试品溶液的制备

用0.85%～0.90%氯化钠溶液将供试品的蛋白质浓度稀释至适当浓度。

3. 琼脂板的制备

将完全溶化的1.5%琼脂糖溶液倾倒于培养皿中并使之表面覆盖（2～3mm 厚度），待凝固后，按方阵型或者梅花型打孔（图3-4），直径3mm，孔距3mm。根据需要确定方阵型或者梅花型图数量。

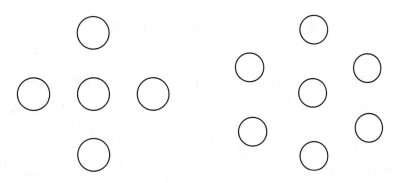

图3-4　方阵型（左）和梅花型（右）

4. 检查

中央孔加入抗血清，周边孔加入不同稀释浓度的供试品溶液，并留1孔加入相应阳性对照血清。每孔加样20μL，然后置水平湿盒中，37℃水平扩散24h。用0.85%～0.90%氯化钠溶液充分浸泡琼脂糖凝胶板，以除去未结合蛋白质。将浸泡好的琼脂糖凝胶板放入0.5%氨基黑溶液中染色。用脱色液脱色至背景无色，沉淀线呈清晰蓝色为止。用适当方法保存或复制图谱。

5. 结果判定

各阳性对照出现相应的沉淀线则试验成立，供试品与人血清（血浆）抗体之间应出现相应沉淀线，表示两者具有同源性。

（二）免疫电泳法

免疫电泳法是琼脂电泳和双向琼脂扩散相结合，用于分析抗原组成的一种定性方法。其具体操作规程如下：

1. 试剂准备

巴比妥缓冲液（pH 8.6）、0.5%氨基黑染色剂、脱色液（乙醇：冰醋酸：水 = 9∶1∶10）、溴酚蓝指示剂、对照品（正常人血清或其他适宜的对照品）。

2. 供试品溶液的制备

用 0.85% ~ 0.90%氯化钠溶液将供试品的蛋白质浓度稀释至 0.5%。

3. 琼脂玻板的制备

将 1.5%琼脂糖溶液倾倒于大小适宜的水平玻板上，厚度约 3mm，凝固后，于琼脂糖凝胶板负极 1/3 处的上下各打 1 孔，孔径 3mm，孔距 10 ~ 15mm。

4. 检查

测定孔加供试品溶液 10μL 和溴酚蓝指示液 1 滴，对照孔加正常人血清或人血浆 10μL 和溴酚蓝指示液 1 滴。用 3 层滤纸搭桥和巴比妥缓冲液（电泳缓冲液）接触，100V 恒压电泳约 2h（指示剂迁移到前沿）。电泳结束后，在两孔之间距离两端 3 ~ 5mm 处挖宽 3mm 槽，向槽中加入血清抗体或人血浆抗体，槽满但不溢出。按照"免疫双扩散法"的步骤进行扩散、染色、脱色。

5. 结果判定

与对照品比较，供试品的主要沉淀线应为待测蛋白质。

二、IVIG 的 IgG 亚类组成和 Fc 段生物学活性分析

（一）IgG 亚类组成

IgG 是机体抗感染免疫的主力抗体，由于 IgG 的 4 种亚类间结构差异较小，因而制备亚类抗血清较困难，目前 IgG 亚类主要用单克隆抗体检测，测定方法有放免法、单向扩散法和 ELISA 法。ELISA 法检测的 IgG1 为 4.2 ~ 12.9g/L，IgG2 为 1.4 ~ 7.5g/L，IgG3 为 0.4 ~ 1.3g/L，IgG4 为 0.01 ~ 1.5g/L。

（二）Fc 段生物学活性

在现行版《中国药典》和其他各国药典中均对 IVIG Fc 段生物学活性有明确要求，其检测方法均是利用白喉类毒素抗原包被人红细胞，使 IVIG 样品致敏红细胞反应，进而暴露出 Fc 段补体结合位点，从而激活补体系统启动溶血反应，最后通过溶血反应动力学曲线计算获得样品 Fc 段生物学活性。

1. 致敏红细胞的制备

新鲜健康人 O 型血 3 份以上混合，PBS（pH = 7.2）洗涤 3 次，1.3mg/L 鞣酸糅化红细

胞。按照白喉类毒素的标示量，用 PBS （pH = 7.2） 将白喉类毒素效价稀释至 150Lf/mL
（4mL） 作为抗原工作液。抗原工作液与糅化好的红细胞悬液以 1∶1 的比例混合，37℃恒温
水浴振荡器振摇 30min 进行敏化，即得致敏红细胞。致敏红细胞用牛血清白蛋白-巴比妥缓冲
液洗涤 3 次并重悬，采用分光光度计在 541nm 波长处调节吸光度至 1.0±0.1。

2. 样品处理

按说明书复溶标准品（活性：100%）；取人免疫球蛋白约 4mL，加入 0.5mol/L 氢氧化
钠-氯化钠溶液，将 pH 调节为 6.8~7.0，作为供试品溶液。

3. 测定

分别取阴性对照溶液（牛血清白蛋白-巴比妥缓冲液）、标准品溶液、供试品溶液各
0.9mL 于试管中，加入致敏红细胞 0.1mL，37℃恒温孵育 30min，牛血清白蛋白-巴比妥缓冲
液洗涤 3 次并重悬。在孔板中分别加入阴性对照、供试品、标准品红细胞悬液 240μL，平行 3
次。加入 60μL 豚鼠补体稀释液（用牛血清白蛋白-巴比妥缓冲液稀释为 50~150CH$_{50}$/mL）
至各孔板中，酶标仪设置为 37℃在 541nm 处进行反应动力学检测，每次读数前振动 2s，每
30s 测定 1 次吸光度值 A_s，测定时间 25min。

4. 数据处理

采用 Origin 软件对溶血时间和溶血后的吸光度值进行 Sigmoidal 溶血动力反应曲线拟合，
拟合曲线微分得到曲线拐点以及拐点斜率 S。供试品激活补体的功能指数可以反映 Fc 段生物
学活性，用以下公式计算：

$$I_{Fc} = \frac{供试品\ S/A_s - 阴性对照\ S/A_s}{标准品\ S/A_s - 阴性对照\ S/A_s} \times 标准品\ Fc\ 段生物活性 \times 100\%$$

三、免疫球蛋白抗体效价

了解人免疫球蛋白产品的抗体效价水平，是确定人免疫球蛋白制备用原料血浆筛选标准
的前提和基础。我们简单介绍一下 VZIG 抗体效价检测的微量细胞病变中和试验方法。

1. 实验材料准备

VZIG 制品、Vero E6 细胞、VZV-Oka-E6 细胞（Oka 疫苗株在 Vero E6 细胞中的适应生
长毒株，采用病毒 TCID$_{50}$ 方法测定病毒滴度）、水痘-带状疱疹病毒（varicella-zoster virus，
VZV）免疫球蛋白国际标准品、DMEM 培养液。

2. 实验步骤

（1）VZIG 国际标准品抗体效价的检测。

使用 DMEM 培养液将 VZIG 国际标准品（50U/mL）稀释成 1U/mL，再按照 1∶2~1∶128
进行系列倍比稀释，加入 96 孔细胞培养板中，每孔 50μL，每个稀释度设 10 个复孔；于相应
孔中添加 100TCID$_{50}$ 的 VZV-Oka-E6 病毒液，同时设置 0.1、1、10、100TCID$_{50}$ 病毒对照和
空白细胞对照，37℃下孵育 1h。每孔加入 1.0×10^4 个 Vero E6 细胞，置于 37℃的 5%CO$_2$ 培养
箱培养。从第 7 天开始在倒置显微镜下观察细胞病变情况，第 11 天观察并判定最终结果，
0.1TCID$_{50}$ 病毒对照孔细胞不出现任何病变现象，100TCID$_{50}$ 病毒对照孔细胞必须出现病变现
象，细胞出现聚团明显的带状或桑葚状。采用 Karber 法计算待测样品的抗体效价，即能保护
50%细胞不受 100TCID$_{50}$ 的 VZV-Oka-E6 病毒感染的样品最高稀释度。

（2）VZIG 制品抗体效价的检测。

使用 DMEM 培养液对 VZIG 制品进行 1：4~1：1024 倍比稀释，按上述方法检测其抗体效价，并使用 VZIG 国际标准品进行标定。

四、凝血因子活性

凝血因子 Ⅱ、Ⅴ、Ⅶ、Ⅹ 在外源性凝血途径中发挥作用，它们的凝血活性采用凝血酶原时间（Prothrombin time，PT）进行测定。凝血因子 Ⅷ、Ⅸ、Ⅺ、Ⅻ 在内源性凝血途径中发挥作用，它们的凝血活性采用活化部分凝血活酶时间（Activated partial thromboplastin time，APTT）进行测定，凝血因子特异活性应≥1.0IU/mg 蛋白。PT 和 APTT 测定的相应的技术规程如下：

（一）检测原理

检测待测样品对乏因子血浆所致的凝固时间（PT 或 APTT）延长的纠正能力。凝固时间与待测血浆中的凝血因子活性呈负相关。通过使用已知凝血因子活性的血浆进行系列稀释并与乏因子血浆混合后进行 PT 或 APTT 检测建立的定标曲线，可以得出待测血浆中相应凝血因子的活性。

（二）PT 法——测定凝血因子 Ⅱ

1. 试剂准备

含钙促凝血酶原激酶、人凝血因子 Ⅱ 缺乏血浆、稀释液（称取巴比妥钠 11.75g、氯化钠 14.67g，溶于适量水中，用 1mol/L 盐酸溶液调 pH 值至 7.3，再加水稀释至 2000mL。临用前，加适量 20% 人血白蛋白至终浓度为 1%）。

2. 人凝血因子 Ⅱ 标准品溶液的制备

用人凝血因子 Ⅱ 缺乏血浆将标准品稀释成每 1mL 含 1IU 凝血因子 Ⅱ，再用稀释液分别做 10 倍、20 倍、40 倍和 80 倍稀释，置冰浴备用。

3. 供试品溶液的制备

用人凝血因子 Ⅱ 缺乏血浆将供试品稀释成每 1mL 约含 1IU 凝血因子 Ⅱ，再用稀释液做 10 倍、20 倍或 40 倍稀释，置冰浴待用。

4. 测定

采用自动凝血仪操作，量取供试品溶液 0.1mL，加入凝血因子 Ⅱ 缺乏血浆 0.1mL，混匀，置 37℃ 水浴中保温 3min，然后加入已预热至 37℃ 的含钙促凝血酶原激酶溶液 0.2mL，记录凝固时间。

以人凝血因子 Ⅱ 标准品溶液效价（IU/mL）的对数对其相应的凝固时间（s）的对数作直线回归，求得直线回归方程，计算供试品溶液人凝血因子 Ⅱ 效价，再乘以稀释倍数，即为供试品人凝血因子 Ⅱ 效价（IU/mL）。

（三）APTT 法——测定凝血因子 Ⅷ

1. 试剂准备

3.8% 枸橼酸钠溶液、咪唑缓冲液（pH = 7.3）、APTT 试剂、人凝血因子 Ⅷ 缺乏血浆、0.05mol/L 氯化钙溶液、稀释液（3.8% 枸橼酸钠溶液与咪唑缓冲液按照 1：5 混合，加适量 20% 人血白蛋白至终浓度为 1%）。

2. 人凝血因子Ⅷ标准品溶液的制备

用人凝血因子Ⅷ缺乏血浆将标准品稀释成每1mL含1IU凝血因子Ⅷ，再用稀释液分别做10倍、20倍、40倍和80倍稀释，置冰浴待用。

3. 供试品溶液的制备

用人凝血因子Ⅷ缺乏血浆将供试品稀释成每1mL约含1IU凝血因子Ⅷ，再用稀释液做10倍和20倍或40倍稀释，置冰浴待用。

4. 测定

采用自动凝血仪操作，取APTT试剂0.1mL，37℃保温3min，加入凝血因子Ⅷ缺乏血浆0.1mL、供试品溶液或者标准品溶液0.1mL，混匀，37℃继续保温5min，加入已预热至37℃的0.05mol/L氯化钙溶液0.1mL，记录凝固时间。

以人凝血因子Ⅷ标准品溶液效价（IU/mL）的对数与相应的凝固时间（s）的对数作直线回归，求得直线回归方程，再计算供试品溶液人凝血因子Ⅷ效价，乘以稀释倍数，即为供试品人凝血因子Ⅷ效价（IU/mL）。

第四节 血液制品的质量标准

血液制品的质量标准如表3-3、表3-4所示。

表3-3 人白蛋白、人免疫球蛋白及其制品的质量标准

项目	人白蛋白	IVIG	人免疫球蛋白	HBIG
鉴别试验（免疫双扩散法）	仅与抗人的血清产生沉淀线，与抗马、抗牛、抗猪、抗羊血清不产生沉淀线	仅与抗人的血清产生沉淀线，与抗马、抗牛、抗猪、抗羊血清不产生沉淀线	仅与抗人的血清产生沉淀线，与抗马、抗牛、抗猪、抗羊血清不产生沉淀线	仅与抗人的血清产生沉淀线，与抗马、抗牛、抗猪、抗羊血清不产生沉淀线
鉴别试验（免疫电泳法）	与正常人血清比较，主要沉淀线应为白蛋白	与正常人血清比较，主要沉淀线应为IgG	与正常人血清比较，主要沉淀线应为IgG	与正常人血清比较，主要沉淀线应为IgG
外观	应为略黏稠、黄色或绿色至棕色澄明液体，不应出现浑浊	应为无色或淡黄色澄清液体，可带轻微乳光	应为无色或淡黄色澄清液体，可带乳光，不应出现浑浊	应为无色或淡黄色澄清液体，可带乳光，不应出现浑浊
可见异物	应符合规定	应符合规定	应符合规定	应符合规定
装量	应不低于标示量	应不低于标示量	应不低于标示量	应不低于标示量
热稳定试验	取供试品置57℃±0.5℃水浴箱中保温50h后，用可见异物检查装置，与同批未保温的供试品比较，除颜色有轻微变化外，应无肉眼可见的其他变化	取供试品置57℃±0.5℃水浴箱中保温4h后，用可见异物检查装置，肉眼观察应无凝胶化或絮状物	取供试品置57℃±0.5℃水浴箱中保温4h后，用可见异物检查装置，肉眼观察应无凝胶化或絮状物	取供试品置57℃±0.5℃水浴箱中保温4h后，用可见异物检查装置，肉眼观察应无凝胶化或絮状物

续表

项目	人白蛋白	IVIG	人免疫球蛋白	HBIG
pH 值	6.4~7.4	3.8~4.4	6.4~7.4	6.4~7.4
蛋白质含量	应不低于标示量的 95.0%		应不低于标示量的 95.0%	应不高于180g/L
IgG 含量		应不低于标示量的 90.0%		
纯度	应不低于蛋白质总量的 96.0%	应不低于蛋白质总量的 95.0%	应不低于蛋白质总量的 90.0%	应不低于蛋白质总量的 90.0%
钠离子含量	应不高于 2mmol/L			
钾离子含量	应不高于 160mmol/L			
吸光度	在波长 430nm 处测定吸光度, 应不大于 0.15			
多聚体含量	应不高于 5.0%			
辛酸钠含量	每 1g 蛋白质中应为 0.140~0.180mmol			
铝残留量	应不高于 200μg/L			
激肽释放酶原激活剂含量	应不高于 34.0IU/mL	应不高于 35.0IU/mL		
HBsAg	应符合规定			
无菌检查	应符合规定	应符合规定	应符合规定	应符合规定
异常毒性检查	应符合规定	应符合规定	应符合规定	应符合规定
热原检查	应符合规定	应符合规定	应符合规定	应符合规定
糖及糖醇含量		应为 90~110g/L	应不高于 50g/L	应不高于 50g/L
分子大小分布		IgG 单体与二聚体含量之和应不低于 95.0%	IgG 单体与二聚体含量之和应不低于 90.0%	IgG 单体与二聚体含量之和应不低于 90.0%
抗-HBs		每 1g IgG 应不低于 6.0IU	每 1g IgG 应不低于 6.0IU	应不低于 100IU/mL
白喉抗体		每 1g IgG 应不低于 3.0 HAU	每 1g IgG 应不低于 3.0 HAU	
抗补体活性		应不高于 50%		
抗 A、抗 B 血凝素		应不高于 1:64		
硫酸汞含量			其含量不应高于 0.1g/L	其含量不应高于 0.1g/L

表 3-4　凝血因子类制品的质量标准

项目	人纤维蛋白原	人凝血酶	人凝血酶原复合物
鉴别试验 （免疫双扩散法）	仅与抗人的血清产生沉淀线，与抗马、抗牛、抗猪、抗羊血清不产生沉淀线	仅与抗人的血清产生沉淀线，与抗马、抗牛、抗猪、抗羊血清不产生沉淀线	仅与抗人的血清产生沉淀线，与抗马、抗牛、抗猪、抗羊血清不产生沉淀线
外观	应为灰白色或淡黄色疏松体。复溶后应为澄明溶液，可带轻微乳光	应为白色、灰白色或淡黄色疏松体，无融化迹象。复溶后应为无色、淡黄色或淡绿色澄明溶液，可带轻微乳光，允许有微量细小蛋白颗粒	应为白色或灰绿色疏松体，复溶后应为无色、淡黄色、淡蓝色或黄绿色澄明液体，可带轻微乳光
真空度	用高频火花真空测定器检测，瓶内应出现蓝紫色辉光	用高频火花真空测定器检测，瓶内应出现蓝紫色辉光	用高频火花真空测定器检测，瓶内应出现蓝紫色辉光
复溶时间	将供试品平衡至 30~37℃，按标示量加入 30~37℃灭菌注射用水，轻轻摇动，应于 30min 内完全溶解	将供试品平衡至 20~25℃，按标示量加入 20~25℃注射用水，轻轻摇动，应于 10min 内完全溶解	将供试品平衡至 20~30℃，按标示量加入 20~30℃灭菌注射用水，轻轻摇动，应于 15min 内完全溶解
可见异物	除允许有少量絮状物或蛋白颗粒外，其余应符合规定		应符合规定
装量差异	应符合规定	应符合规定	应符合规定
渗透压摩尔浓度	应不低于 240mOsmol/kg		应符合规定
稳定性试验	将供试品复溶后置 30~37℃水浴中保温 60min，应无凝块或纤维蛋白析出		
水分	应不高于 5.0%	应不高于 3.0%	应不高于 3.0%
pH 值	6.5~7.5	6.5~7.5	6.5~7.5
纯度	应不低于 70.0%		
纤维蛋白原总量	应不低于标示量		
效价		人凝血酶效价应为标示量的 80%~140%	人凝血因子 IX 应不低于 0.5IU/mg，人凝血因子 II 应不低于标示量的 80%，人凝血因子 VII 应不低于标示量的 80%，人凝血因子 X 应不低于标示量的 80%
比活性		比活性应不低于 100IU/mg	
人凝血酶活性			应符合规定
活化的凝血因子活性			应符合规定

续表

项目	人纤维蛋白原	人凝血酶	人凝血酶原复合物
凝固活力	两次测定结果平均值应不超过60s		
枸橼酸离子含量	应符合规定		应不高于25mmol/L
甘氨酸含量		应符合规定	
糖含量	应符合规定	糖含量应符合规定。供试品溶液中糖与相邻峰的分离度应大于1.5,拖尾因子按糖峰计算应为0.95~1.50。	应符合规定
肝素含量			每1IU人凝血因子Ⅸ的肝素含量应不高于0.5IU
无机离子含量	氯离子含量应符合规定	钠离子和钙离子含量应符合规定	钠离子含量应不高于160mmol/L
氨基酸含量	应符合规定		应符合规定
HBsAg	应为阴性	应为阴性	应为阴性
无菌检查	应符合规定	应符合规定	应符合规定
异常毒性检查	应符合规定		应符合规定
热原检查	应符合规定		应符合规定
磷酸三丁酯残留量	应不高于10μg/mL	应不高于10μg/mL	应不高于10μg/mL
聚乙二醇残留量		残留量应不高于0.5g/L	应不高于0.5g/L
聚山梨酯80残留量	应不高于100μg/mL	应不高于100μg/mL	应不高于100μg/mL

血液制品是来源于人体的天然成分,具有其他药物无法比拟和替代的优点。特异性免疫球蛋白的应用范围已扩展到军事领域,在多种疾病预防和治疗中占有重要地位。但全球性的医用血源紧张也已成为各国医疗机构所面对的难题,新型血液成分制品、血浆蛋白制品的制备与鉴定技术已经成为药物研制和开发的重要组成部分,甚至是衡量一个国家或地区发达程度的指标之一。

重组血液制品的研发不仅可以降低病毒感染的风险,还可以解决血浆来源短缺和减轻进口药品负担。尽管我国血液制品的制备工艺变革发展较快,但重组血液制品的种类尤其是凝血因子类制品的研发依然面临巨大挑战。目前,重组血液制品被鼓励研发,并且多种重组血液制品已在我国进入临床试验阶段。血液制品的临床应用应严格把控安全性并需要持续评估;与此同时,政府应加强监管力度,出台相关法律法规以促进我国血液制品的健康发展,满足临床科学合理使用。

思考与拓展

1. 免疫球蛋白和疫苗的区别是什么？

2. IVIG 在使用过程中可能导致溶血事件的发生，其原因是什么？需要采取什么方法对其进行检测与控制？

3. 试述重组血液制品发展缓慢的原因及对策。

参考文献

［1］王卓，赵雄，吕茂民，等 . 血液制品的现状与展望［J］. 生物工程学报，2011，27（5）：730-746.

［2］Ma A，Jdta B，Mpa B . General overview of blood products in vitro quality：Processing and storage lesions ［J］. Transfusion Clinique et Biologique，2018，25（4）：269-275.

第四章　基因治疗药物

本章课件

第一节　基因治疗药物概述

一、基因治疗药物的定义

基因治疗药物指的是通过基因载体或递送系统，将外源的正常基因或有治疗效果的基因导入靶细胞，替代、修正、补偿、阻断特定基因，治疗由于特定基因缺陷或异常引起的疾病，达到治疗目的。

基因治疗药物的治疗方式不同于传统的基因工程药物。基因工程药物的原理是在体外通过基因工程技术构建目的基因，在宿主细胞中表达出目的蛋白，经过提取纯化制成蛋白质制品后，再导入人体发挥治疗作用。而基因治疗药物是从更早期的源头直接导入外源基因至靶部位，基因治疗可以使治疗性蛋白长期表达和组织特异性表达，无须药物干预、放疗或手术治疗，通过基因表达，替换、纠正或补偿异常基因，直接发挥治疗效果，是一种可以从根源上解决传统疗法问题的方法。

基因治疗药物融合了现代生物技术和临床医学等多学科交叉的先进技术，能够针对人类多种重大疾病，如恶性肿瘤、重大遗传性疾病、感染性疾病等，改变遗传物质，达到治疗的效果。随着生物技术的不断发展，基因治疗药物仍是今后若干年各国研究的热点。

二、基因治疗药物的分类

根据基因导入途径不同，广义的基因治疗药物可分为体外（in vitro）和体内（in vivo）两种形式。

体外基因治疗药物也称为基因修饰细胞方式，是指从患者体内分离出细胞，载体在体外导入细胞，在体外扩增后回输到机体的方式，这些细胞在体内表达目的基因，发挥修复、修正、补偿基因缺陷的作用，也被称为细胞治疗药物。

体内基因治疗药物是指将携带有正确基因的载体包括病毒、非病毒或直接的裸 DNA，直接注射到患者体内，由它们将基因导入体内目标细胞，表达目的基因，发挥治疗效果的方式，也是狭义的基因治疗药物，是本章介绍的重点。

不论哪种方式，基因导入效率是决定基因治疗药物发挥疗效的关键步骤。理想的载体是基因治疗的关键，因此对基因载体有以下要求，具有足够的空间来容纳治疗基因、高产率和高感染活性、外源基因的长期和可控表达、人体对载体无严重的免疫反应、载体无毒性、具有大规模生产的能力等。

根据基因的载体的不同，基因治疗药物可分为病毒载体和非病毒载体两大类。病毒载体包括腺病毒、腺相关病毒、逆转录病毒等，以及经改造的慢病毒、溶瘤病毒载体等。非病毒载体包括质粒DNA和细菌载体，此外还有非病毒的复合基因治疗药物载体，包括脂质纳米颗粒（lipid nanoparticle，LNP）、聚合物纳米颗粒（polymer nanoparticle，PNP）、无机纳米颗粒载体（inorganic nanoparticle，INP）等。

（1）腺病毒。

腺病毒（adenovirus，ADV）是一种双链DNA病毒，属于腺病毒科，形态为直径为70~90nm的二十面体，分子量约为150MDa，基因组长度为36kb。腺病毒在自然界中分布广泛，在多个哺乳动物和禽类中都存在。至今已分离100多种血清型的腺病毒，其中包括50多种人类腺病毒。腺病毒可引起呼吸道和消化道的感染，但其致病性不强。腺病毒进入宿主细胞后游离于染色体外，适用于几乎所有细胞系和原代细胞，可介导多种组织细胞的基因递送。腺病毒载体大多以血清型5型（Ad5）为主，在多种基因的基因治疗试验中具有较好的效果。

（2）腺相关病毒。

腺相关病毒（adeno-associated virus，AAV）是一种线状单链DNA病毒，属细小病毒科，基因组长度为4.7kb，病毒的直径为20~30nm，这种病毒不能单独复制，只能在被辅助病毒（腺病毒或疱疹病毒）等病毒感染的细胞中复制。目前没有发现腺相关病毒引起人类疾病，安全性高。复制时倾向于整合到人类19号染色体的q臂的特定位置，使治疗基因在细胞中长期存在并持续表达。腺相关病毒整合位点有一定的选择性，整合对细胞基因表达没有明显影响。

（3）逆转录病毒。

逆转录病毒（retrovirus，RV）是一种正链RNA病毒，属于逆转录病毒科，在受染细胞中逆转录产生DNA互补链，互补DNA随机整合到宿主细胞基因组中并能长期稳定表达。逆转录病毒有感染效率高，整合能力强等优点，但整合位点专一性不高，病毒两侧的长末端重复序列具有启动子和增强子活性，容易感染宿主基因的表达，有诱导突变的风险。目前只应用于体外改造细胞等用途，如治疗复发性大B细胞淋巴瘤的Yescarta，治疗腺苷脱氨酶缺乏症重度联合免疫缺陷综合症的Strimvelis，都是使用逆转录病毒作为基因递送载体。

（4）慢病毒。

慢病毒（lentiviurs，LV）是逆转录病毒的一种，由人免疫缺陷病毒改造而来，因其潜伏期长而被称为慢病毒。慢病毒载体由慢病毒去除部分基因，主要由人免疫缺陷病毒1型和2型（HIV-1、HIV-2）等发展而来。慢病毒载体除了拥有逆转录病毒载体的优点，还有容纳基因片段大，高效表达外源基因等优点。慢病毒载体多用于体外改造细胞等，如嵌合抗原受体T细胞免疫治疗（chimeric antigen receptor T-cell immunotherapy，CAR-T）中治疗小儿急性淋巴细胞白血病和弥漫性大B细胞淋巴瘤的Kymriah，治疗β-地中海贫血的Zenteglo等。

（5）溶瘤病毒。

溶瘤病毒（oncolytic virus，OV）又称为条件复制型病毒（conditionally replicating virus，CRV），是一类经过基因改造的病毒，能够选择性地感染肿瘤细胞，在内部大量复制，最终裂解肿瘤细胞，达到治疗肿瘤的效果，同时这一过程伴随肿瘤抗原的大量释放，刺激机体产生抗肿瘤免疫反应，来持续发挥抗癌疗效。目前主要包括溶瘤腺病毒（oncolytic adenovirus）、溶瘤单纯疱疹病毒（oncolytic herps simplex virus，OHSV）和溶瘤痘苗病毒（oncolytic vaccinia virus，OVV）等。

溶瘤腺病毒是经过基因改造的腺病毒，通过去除在正常细胞中复制所必需而在肿瘤细胞中不需要的部分基因，可以选择性在肿瘤细胞中进行感染和复制，最终裂解肿瘤细胞并释放，进而可以感染更多的肿瘤细胞，而不影响其他正常的组织和细胞，是一种具有靶向性的抗肿瘤病毒。安珂瑞©是我国上市的溶瘤腺病毒基因治疗药物，该药物采用基因重组技术删除 5 型腺病毒 E1B-55kD 和 E3-19kD 基因片段，促进肿瘤细胞的裂解，达到杀灭肿瘤的目的。

人类单纯疱疹病毒（herps simplex virus，HSV）是一种双链 DNA 病毒，属于疱疹病毒科，主要分为 1、2 两种血清型，即 HSV-1 和 HSV-2。单纯疱疹病毒具有基因容量大，可插入 30kb 以上的外源基因，对神经细胞效率高，能持续表达，获得高滴度病毒等优点。溶瘤单纯疱疹病毒载体主要通过删除引起病毒复制的必需基因等，构建病毒载体。Imlygic©由 FDA 批准上市，通过基因工程技术删除 HSV-1 上的 ICP34.5 和 ICP47 基因片段，同时插入人粒细胞-巨噬细胞集落刺激因子（GM-CSF）基因，用于初次手术后复发的黑色素瘤局部治疗。

痘苗病毒（vaccinia virus，VV）是一种双链 DNA 病毒，属于痘病毒科，颗粒之间为 300~400nm，基因组大小为 200kb。痘苗病毒可插入 25kb 的外源基因，具有基因容量大，高效表达外源基因等优点。溶瘤痘苗病毒经过基因改造，可以特异性地感染肿瘤细胞，发挥抗肿瘤效果。

（6）质粒 DNA 载体。

质粒是一种环状双链 DNA 分子，大小在 1000~20000bp，独立于染色体外，在细胞质中能够自我复制，存在于几乎所有细菌种类中，通常编码抗生素抗性蛋白质。质粒 DNA 载体的原理是将目的基因导入天然质粒，然后转染细菌进行质粒的增殖，生产出用于治疗的质粒，这些人工构建的改造质粒 DNA，使携带的治疗基因进入人体细胞后转录为 mRNA 再表达出目标蛋白，发挥治疗效果。与病毒载体相比，质粒 DNA 具有易于构建和大量扩增，容纳基因大，安全性好等优点，但也存在基因转移效率交叉的问题。

（7）细菌载体。

对细菌进行修饰，使其无传染致病性，然后将目的基因导入细菌形成基因工程菌，再感染靶细胞释放治疗基因。与病毒载体相比，细菌载体具有安全性较好，生产成本低等优点，还可以通过肠道局部递送，更为安全。

三、基因治疗药物的应用

1990 年美国进行了世界上第一次基因治疗，采用体外基因治疗方式。将腺苷脱氨酶（adenosine deaminase，ADA）基因导入离体培养的患有重症联合免疫缺陷病（severe combined immunodeficiency，SCID）的患者白细胞中，再将白细胞输入患者体内，患者体内 ADA 水平达到了正常值的 25%，治疗取得了成功且无明显副作用。这一成功实践开启了基因治疗药物的历史。

经过三十多年发展，目前有几十多种基因治疗药物用于遗传性疾病、恶性肿瘤、感染病等方面的治疗。

由于基因功能的缺失或失活而导致的遗传病，是基因治疗药物最早应用的场景，目前仍是其应用的主要领域。如治疗免疫缺陷病 ADA-SCID 的基因治疗药物 Strimvelis，由逆转录病毒作为载体将基因导入患者体内分离的造血干细胞，在 2016 年由 EMA 批准上市；治疗输血依赖性 β-地中海贫血的 Zenteglo，是一款慢病毒载体介导的体外基因疗法，通过慢病毒载体将基因导入患者的造血干细胞，2019 年批准上市；基于腺相关病毒 9 型载体（AAV9）的治疗 2 岁以下遗传性脊髓性肌萎缩症的 Zolgensma；治疗家族性脂蛋白脂肪酶缺乏症的 Glybera；基于重组 2 型腺相关病毒（AAV2）载体的治疗双等位基因 RPE65 突变造成的视力丧失、遗传性视网膜营养不良的眼科基因治疗药物 Luxturna；治疗 18 岁及以上 B 型血友病的基于腺相关病毒 5 型（AAV5）的 Hemgenix；治疗 A 型血友病基于 AAV5 基因治疗药物的 Roctavian；治疗 18 个月以上芳香族 L-氨基酸脱羧酶缺乏症（AADCD）的基于 2 型腺相关病毒（AAV2）载体的基因治疗药物 Upstaza；治疗 4~5 岁杜氏肌营养不良症（DMD）基于 AAV rh74 的儿科基因治疗药物 Elevidys。

恶性肿瘤种类繁多、危害大，现有的化疗、放疗手段存在一定的副作用。肿瘤是一种基因疾病，由于基因的异常，体细胞在各种致癌因素作用下发生基因突变，导致肿瘤的产生。对恶性肿瘤的基因进行直接治疗，有可能根治肿瘤，不再复发。针对恶性肿瘤的基因治疗药物有治疗前体 B 细胞急性淋巴细胞白血病（acute lymphocytic leukemia，ALL）的 Kymriah，是一款慢病毒载体介导的体外基因治疗药物，也是人类首款嵌合抗原受体 T 细胞免疫疗法（chimeric antigen receptor T-cell immunotherapy，CAR-T），在 2017 年获批上市；用于治疗复发或难治性大 B 细胞淋巴瘤的 Yescarta，是基于逆转录病毒的体外基因疗法，也是全球第二款 CAR-T 疗法，在 2017 年获准上市；治疗复发或难治性 B 细胞前体急性淋巴细胞白血病（B-ALL）的 Tecartus，2020 年获批上市；治疗复发或难治性大 B 细胞淋巴瘤的 Breyanzi，2020 年批准上市；治疗复发或难治性多发性骨髓瘤的 Abecma，2021 年批准上市；治疗头颈部鳞状细胞癌的重组人 p53 腺病毒载体药物今又生，在 2003 年获批上市，是我国的第一个基因治疗药物；治疗头颈部肿瘤、肝癌、胰腺癌、宫颈癌等的基于人 5 型腺病毒载体的溶瘤腺病毒基因治疗药物安珂瑞；基于 1 型溶瘤单纯疱疹病毒（HSV-1）的治疗初次手术复发的黑色素瘤局部治疗的 Imlygic；用于治疗对卡介苗无反应的非肌层浸润性膀胱癌伴原位癌及伴或不伴乳头状肿瘤的基于腺病毒载体的 Adstiladrin。

基因治疗药物还针对病毒性肝炎、艾滋病、新型冠状病毒感染等难治性感染性疾病，这些疾病往往是由病毒感染引起的。基因治疗药物通过在靶细胞内导入引起抑制病毒繁殖、导致病毒死亡的基因等，达到减少、抑制病毒的繁殖，最终治疗疾病的效果。治疗性核酸疫苗，包括 DNA 疫苗和 mRNA 疫苗，广义上也属于基因治疗药物，如预防新型冠状病毒感染的 mRNA 疫苗 Comirnaty 和 Spikevax。

第二节　基因治疗药物的质量控制

一、基因治疗药物质量控制的必要性

基因治疗药物是生物药物的重要类别之一，有着不同于一般化学药物、生物药物的特点。

首先，基因治疗药物的生产过程复杂，涉及多个生物过程和加工处理，如细胞、病毒或细菌的发酵培养，提取液的分离纯化等，这些过程中有可能存在各种杂质，如宿主细胞蛋白质残留、载体 DNA 残留、外源性因子污染（携带外源病毒、野生性病毒、辅助病毒）等，而基因治疗药物的终产物往往不能在最终容器中进行灭菌。

其次，基因治疗药物生产涉及的原辅料很多，其中包括带有生物活性的细胞、病毒等，这些原材料具有生物学活性，如病毒有致瘤性、成瘤性的风险等，它们的质量也会影响最终产品的质量和安全。

基于以上特点，对基因治疗药物要进行全过程的质量控制和监管，从原材料的质量，到涉及的生产过程（发酵培养、分离纯化）中每一步的工艺进行监管和质量控制，以及对过程中产生的原液、半成品和产品都进行有效的质量标准的检测，保证基因治疗药物的质量和安全。

二、基因治疗药物的质量控制要点

基因治疗药物的质量控制需参考一系列法规，《中国药典》（2020 年版）的《人用基因治疗制品总论》关于基因治疗药物的通用性技术要求，参考《人基因治疗研究和制剂质量控制技术指导原则》《体内基因治疗产品药学研究与评价技术指导原则（试行）》《体外基因修饰系统药学研究与评价技术指导原则（试行）》《溶瘤病毒产品药学研究与评价技术指导原则（试行）》，以及参考美国 FDA 和欧洲 EMA 等的技术指导原则。生产过程中应严格按照《药品生产质量管理规范》和《药品注册管理办法》，各阶段的质量控制应符合《中国药典》（2020 年版）中《生物制品生产检定用菌毒种管理及质量控制》《生物制品生产用原材料及辅料质量控制》《生物制品生产检定用动物细胞基质准备及质量控制》《生物制品病毒安全性控制》等通用技术要求。

基因治疗药物的质量控制流程如图 4-1 所示。

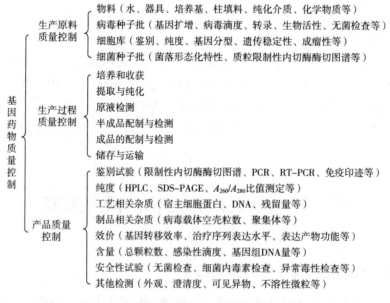

图 4-1　基因治疗药物质量控制流程图

（一）基因治疗药物生产原材料的质量控制

1. 物料

原材料的质量影响了最终药物的质量和安全。生产过程中的原材料和辅料应符合"生物制品生产用原材料及辅料质量控制"的规定,对原材料均需有检定报告,项目包括鉴别、纯度、细菌内毒素、外源性因子、细菌、支原体等。具有毒性或生物来源的原材料要注意将微生物污染和细菌内毒素控制在较低的水平。

2. 病毒种子批

病毒种子批需进行质量控制和各项检定,包括基因扩增、限制性内切酶酶切图谱、免疫血清学、病毒滴度、无菌检查、支原体检查、外源病毒因子检查等。

3. 细胞库

生产/包装细胞采用种子库系统,包括细胞种子、主细胞库、工作细胞库。细胞需进行各项检定,项目包括鉴别、纯度、基因分型/表型、遗传稳定性、成瘤性/致癌性、引入序列的鉴别、完整性和拷贝数、外源病毒因子检查等。

4. 细菌种子批

细菌种子批需进行各项检定,包括菌落形态、生化特性、质粒限制性内切酶酶切图谱、多次传代后基因型和表型稳定性等。

5. 质粒 DNA

质粒 DNA 应采取三级种子库系统,包括质粒种子、主质粒库、工作质粒库。应按照药典相关要求,对每批质粒 DNA 进行质量控制。质量控制检定项目包括下列各项,鉴别试验、基因组完整性、含量、纯度、宿主细胞 DNA、蛋白质残留量、质粒对细胞的转染效率、细菌内毒素、无菌检查等。

(二)基因治疗药物生产过程的质量控制

1. 发酵培养

(1)病毒载体类基因药物。

将工作细胞库按相同的消化程序、分种扩增比率、培养时间及培养条件进行传代。细胞培养过程中检测细胞的生长状态,根据生产系统确定检测频率和指标。

应明确病毒感染性滴度和细胞的最适宜比例再进行病毒接种,同一批按同一 MOI 接种。根据生产过程中培养、增殖和产量,确定终止培养、收获产物的技术参数。每次收获后需检测目标产物含量、细菌内毒素和支原体等。在适宜的阶段进行常规和特定的外源病毒污染检查。收获液经检验合格后合并后纯化。

(2)细菌载体类基因药物。

将工作种子批在规定的培养基进行培养扩增。过程中进行细菌纯度、总数、pH 值和耗氧量等监测。自菌种开启后到收获应有明确的扩增次数。根据不同的培养方式采用适宜的方法收获菌体,收获液进行细菌纯度、总数和活菌含量等检测。

2. 提取和纯化

应采用适应规模化生产的分离纯化工艺,需保证能将杂质去除或降低至可接受限度,包括表达载体核酸、宿主细胞 DNA、宿主细胞蛋白质、外源污染因子、细菌内毒素、核酸酶等。同时需对纯化工艺中可能残存的有害物质进行严格控制,包括化学试剂、亲和色谱柱配基或抗体等物质。

3. 原液

收获液经提取、纯化后分装于中间容器即为原液。原液需进行各项检定,如鉴别、细菌内毒素、外源因子等检查。

4. 半成品配制与检定

原液稀释或加入其他辅料配制，即为半成品。半成品需进行各项检定，根据基因治疗药物的关键属性设立检定项目和制定相关的接受标准，检定合格后进入下一步工艺。

5. 成品配制与检定

制剂生产应符合药典及 GMP 相关要求，成品需进行各项检定，检定合格后进行贮存。

（三）基因治疗药物产品的质量控制标准

建立合适的基因治疗药物质量控制分析方法和质量标准，是保障药物产品有效性和安全性的关键，主要包括鉴别试验、纯度测定、效力测定、安全性检测等项目。下面简要介绍各项目和涉及的分析方法。

1. 鉴别试验

限制性内切酶（restriction endonucleases）酶切图谱分析是从核酸水平对载体和目的基因进行鉴定。限制性内切酶图谱分析采用多种合适的限制内切酶，切割 DNA，得到多种酶切的限制性片段，再用琼脂糖或聚丙烯酰胺凝胶电泳分离鉴定 DNA 片段，最终根据得到的 DNA 片段的电泳图谱，分析 DNA 序列，反映载体和目的基因的情况。此外，还可以使用 PCR、实时 PCR 法对载体和目的基因进行鉴别，也可以使用 SDS-PAGE 电泳、免疫印迹法、免疫标记法等对病毒载体蛋白质进行鉴别。

2. 病毒滴度

病毒作为绝大多数基因治疗药物的载体，需要对病毒总颗粒数、感染性滴度（tier）、感染性颗粒数以及相关的基因组 DNA/RNA 等进行检测。病毒颗粒数可采用紫外吸收法、ELISA、血凝实验、电子显微镜法、离子交换色谱法等进行检测。感染性滴度可以用细胞空斑实验、半数组织细胞感染量（$TCID_{50}$）法进行检测。病毒基因组 DNA 抗原用斑点检测法或定量 PCR 法进行检测。

3. 效价

效价通常是指对基因转移效率（感染性/转导效率/传递效率）、目的治疗基因的表达量、表达产物的生物学活性进行检测。目的基因表达量可采用 ELISA 法测定细胞培养上清液中的表达产物蛋白量。如果目的蛋白不是分泌性表达，也可以采用免疫印迹法测定表达产物量，或者用逆转录实时定量 PCR 来测定目的基因 mRNA 的转录水平。表达产物的生物学活性，如肿瘤细胞杀伤活性，可以用细胞增殖抑制实验检测，如用 MTT 法等测定溶瘤病毒对肿瘤细胞的杀伤率。

4. 纯度和杂质

基因治疗药物的纯度可以用高效液相色谱法、SDS-PAGE、紫外吸收法（A_{260}/A_{280}）等方法测定。宿主细胞蛋白质或培养基残留蛋白质可以用 ELISA、SDS-PAGE、免疫印迹法进行检测。宿主、质粒 DNA 残留可以用定量 PCR 法来检测。对空壳病毒载体数和聚集体的量进行控制，可以用激光光散射、沉淀速率分析、免疫印迹、分析超速离心（analytical ultracentrifugation，AUC）等方法进行检测。

5. 安全性试验

基因治疗药物的安全性检查包括无菌检查、细菌内毒素检查、异常毒性检查、支原体检测，还有复制型病毒或野生型病毒等。由于生产过程的原材料和细胞基质还有可能带来其他外源性病毒因子，因此要特别注意对外源病毒因子的检查。复制型病毒或野生型病毒的分析方法有 PCR 法、定量 PCR 法、感染细胞观察细胞病变的方法等。

6. 其他检测

除此之外，还有外观、澄清度、可见异物、不溶性微粒、pH 值、渗透压摩尔浓度、装量、水分、赋形剂、粒度和粒度分布、乳光、折射率、zeta 电位、包封率、释放效应等方面的检测，所用方法可参考《中国药典》（2020 年版）各项对应的通则中的分析方法。

第三节　基因治疗药物的质量控制实例

一、腺病毒载体基因治疗药物质量控制实例——今又生

（一）基因药物简介

腺病毒载体今又生是一款重组人 p53 腺病毒基因治疗药物，2003 年在我国获准上市，也是世界上第一个抗肿瘤基因治疗药物。

（二）质量控制要点

今又生的生产工艺流程图见图 4-2。

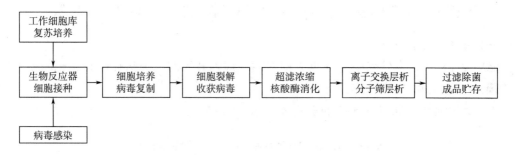

图 4-2　今又生生产工艺流程示意图

产品原液和成品的检定和质量标准如表 4-1 和表 4-2 所示。

表 4-1　今又生原液检定项目和质量标准

检验项目	检验方法	质量标准
活性单位	$TCID_{50}$	
病毒颗粒数测定	紫外吸收法	
无菌检查	通则 1101	符合规定

表 4-2　今又生成品检定项目和质量标准

检验项目	检验方法	质量标准
载体结构鉴别	限制性内切酶酶切图谱（Mlu Ⅰ酶酶切） SDS-PAGE	与对照品一致

续表

检验项目	检验方法	质量标准
治疗基因鉴别	PCR（p53 基因）	与对照品一致
纯度	AEX-HPLC	纯度>95.0%
	分光光度法（OD_{260}/OD_{280}）	OD_{260}/OD_{280}：1.20~1.30
腺病毒载体颗粒数测定	分光光度法（OD_{260}）	1.0×10^{12}~1.2×10^{12}
腺病毒载体感染活性与感染性颗粒比率测定	半数组织培养感染量试验（$TCID_{50}$）	$\geq3.3\times10^{10}$
治疗基因表达与生物学活性测定	ELISA 体外细胞法	
复制型腺病毒检测	细胞病变法（SAOS2 细胞）	$\leq1RCA/3\times10^{10}$
腺相关病毒检测	PCR	阴性
外源病毒（HIV、HCV、HBV 等）	PCR	阴性
残留宿主细胞 DNA	斑点印迹法	≤10
残留 DNA 酶（benzonase）	ELISA	$\leq1ng$
残留宿主细胞蛋白	ELISA	$\leq100ng$
残留牛血清蛋白	ELISA	$\leq50ng$

二、腺相关病毒载体基因治疗药物质量控制实例——rAAV-2/hF Ⅸ

（一）基因治疗药物简介

rAAV-2/hF Ⅸ是在研究中的基于 2 型腺相关病毒载体的基因治疗药物，靶向凝血因子Ⅸ，用于治疗血液和淋巴系统疾病。

（二）质量控制要点（表4-3 和表4-4）

表4-3　rAAV-2/hF Ⅸ原液检定项目和质量标准

检验项目	检验方法	质量标准
鉴别	SDS-PAGE PCR	分子量：VP1
纯度	SDS-PAGE HPLC	$\geq95.0\%$
滴度	点杂交法	1×10^{12}~3×10^{12}v. g. /mL
表达量	ELISA	24h 表达量>20ng/mL
活性	aPTT 法 （activated partial thromboplastin time）	FIX敲除小鼠肌注 1.6×10^{12}v. g. /mL/kg，20d 后Ⅸ活性>15%
野生型病毒残留	PCR 琼脂糖凝胶电泳	10^{6}v. g. $\leq1copy$
辅助病毒残留	PCR 琼脂糖凝胶电泳	10^{7}v. g. $\leq1copy$
外源 DNA 残留	点杂交法	10^{12}v. g. $\leq10ng$

表 4-4　rAAV-2/hF IX 成品检定项目和质量标准

检验项目	检验方法	质量标准
滴度	点杂交法	$1\times10^{12}\sim3\times10^{12}$ v. g. /mL
表达量	ELISA	24h 表达量>20ng/mL
活性	APTT 法	FIX 敲除小鼠肌注 1.6×10^{12} v. g. /mL/kg, 20d 后IX活性>15%
热原	家兔法	合格
异常毒性	小鼠法	合格
支原体	培养法 荧光染色法	阴性
外源病毒（HBV、HCV、HIV）	PCR	阴性

三、溶瘤病毒载体基因治疗药物质量控制实例——重组复制型溶瘤腺病毒 p53

（一）基因药物简介

重组复制型溶瘤腺病毒 p53（SG600-p53）是经过基因改造的腺病毒载体基因药物，可以促进肿瘤细胞裂解，达到杀灭肿瘤的目的。

（二）质量标准要点（表 4-5）

表 4-5　SG600-p53 成品检定项目和质量标准

检验项目	检验方法	质量标准
鉴别试验	限制性内切酶酶切图谱 PCR	符合规定
纯度	HPLC	>99.0%
P53 表达量	ELISA	≥3.0
肿瘤细胞杀伤活性	MTT	$IC_{50}<15.0$
野生型腺病毒	PCR	≤1 个/1×10^{6}
腺相关病毒	PCR	阴性
特殊病毒检查（HBV、HCV、HIV）	PCR	阴性
Benzonase 残留量	ELISA	≤1ng/mL
宿主细胞蛋白残留量	ELISA	≤100ng/mL
宿主细胞 DNA 残留量	点杂交法	≤10ng/mL
牛血清残留量	ELISA	≤50ng/mL
无菌检查	通则 1101	阴性
支原体检查	培养法	阴性
异常毒性检查	小鼠法	小鼠健存阴性、体重增加、无异常反应
细菌内毒素检查	通则 1143	<10EU/mL

思考与拓展

1. 病毒类的基因治疗药物，生产过程中无法对产品进行病毒的灭活处理，因此存在外源的病毒因子污染的风险。一般是进行源头控制和过程控制，对最初的细胞库、病毒库和细胞收获液进行外源的病毒因子检测项目，通常采用中和抗体排除外源因子干扰。对于未知外源病毒因子的质量控制和分析方法还不够成熟。试举例两三种新型的外源病毒因子检测和分析方法，并做简要分析。

2. 基因治疗药物的杂质，往往包括非目标核酸。如 AAV，生产过程中容易将宿主来源的DNA 和包装乃至辅助 DNA 等非目标核酸错误包装在衣壳内，具有潜在的安全性危险。试举例分析非目标核酸的检测项目和分析方法的最新研究进展，并做简要分析。

本章思政

参考文献

[1] 国家药典委员会．中华人民共和国药典：三部［S］.2020 年版．北京：中国医药科技出版社，2020.

[2] 李永红，毕华，史新昌，等．人用基因治疗制品生产和质量控制的通用性技术要求［J］.中国新药杂志，2018，21（21）：2482-2489.

[3] 李永红，毕华，秦玺，等．基因治疗产品的质量控制分析方法及研究进展［J］.药物分析杂志，2020，40（1）：4-12.

[4] 于雷，史新昌，秦玺，等．基因治疗产品质量控制策略及面临挑战［J］.中国新药杂志，2022，31（21）：2090-2100.

[5] 王军志．生物技术药物研究开发和质量控制［M］.3 版．北京：科学出版社，2018.

[6] 王凤山，邹全明，等．生物技术制药［M］.4 版．北京：人民卫生出版社，2022.

[7] 高向东，等．生物药物分析［M］.北京：人民卫生出版社，2022.

第五章　单克隆抗体药物

本章课件

第一节　单克隆抗体药物概述

一、单克隆抗体药物的定义

单克隆抗体药物是指利用各种单克隆抗体筛选技术、重组 DNA 技术及细胞培养技术制备的单克隆抗体治疗药物。

单克隆抗体的作用机制，通过单抗的 Fab 段的互补决定区（complementarity-determining region，CDR）与相应抗原的特异性结合，直接发挥中和或阻断作用，或者通过抗体的 Fc 段结合免疫细胞表面表达 Fc 受体、血液中的补体或新生儿 Fc 受体（FcRn），从而发挥效应，包括抗体依赖和补体依赖的细胞毒作用（ADCC、CDC）及抗体依赖的细胞吞噬作用（AD-CP）等生物学功能。单克隆抗体的结构见图 5-1。

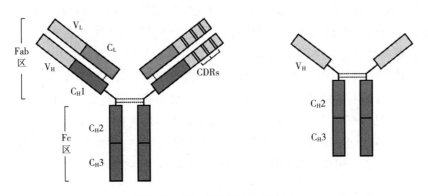

图 5-1　单克隆抗体结构示意图

二、单克隆抗体药物的分类

随着抗体工程技术的发展，除具有自然结构的经典单克隆抗体外，多种基因工程修饰的单克隆抗体药物应运而生，它们保留天然抗体的特异性和主要生物学活性，减少经典抗体的不足和不良反应，赋予抗体药物新的生物学活性，具有更广阔的应用前景。

单克隆抗体药物根据结构分类，包括经典单克隆抗体（完整免疫球蛋白）、抗体片段（具有特异性靶点的免疫球蛋白片段）、抗体偶联药物、抗体融合蛋白（抗体基于抗体结构的融合蛋白）等。

（1）单克隆抗体。

经典单克隆抗体药物，具有完整免疫球蛋白 IgG 抗体结构，由四链单体组成。经典单克隆抗体占已批准上市的单抗药物的 80% 以上。

1986 年 FDA 批准了世界上第一个治疗性鼠源单克隆抗体药物 muromonab-CD3。单克隆抗体药物经历了从最初的鼠源抗体向人鼠嵌合单抗、人源化单抗到全人源单抗发展。2022 年世界销售额前 20 个单抗药物中，19 个是经典单克隆抗体药物。

（2）抗体片段。

由抗体的结构域组成，包括抗原结合片段（Fab）、单链可变区片段（single-chain fragment variable，scFv）、双特异性抗体（bispecific monoclonal antibody，BsAb）、重链可变区（variable domain of heavy chain，VHH）也称纳米抗体（nanobody，Nb）等（图 5-2）。

抗原结合片段 Fab 片段由重链 V 区和 C_H1 功能区与整个轻链以二硫键连接，发挥抗体的抗原结合功能。1994 年 FDA 批准第一个抗体片段药物阿昔单抗（Abciximab）。眼科单抗雷珠单抗 Lucentis 是抗 VEGF 单抗（贝伐珠单抗）相同亲本鼠单抗 Fab 片段。

单链可变区片段 scFv 片段由一条 V_H 和一条 V_L 通过短肽链（linker）相连。

双特异性抗体拥有两个不同的抗原结合位点，可以同时特异性结合两个抗原或抗原表面的单克隆抗体。2009 年，EMEA 批准了世界上第一个双特异性抗体药物卡妥索单抗（Catumaxomab）。2014 年 FDA 批准了第一个双特异性抗体博纳吐单抗（Blinatumomab），可同时靶向白血病 B 细胞淋巴母细胞表面的 CD19 蛋白和免疫 T 细胞表面的 CD3 蛋白，治疗急性淋巴性白血病（ALL）。截至 2022 年 2 月，FDA 共批准 4 个双特异性抗体，包括在 2017 年批准的针对凝血因子 IXa 和凝血因子 X 的人源化双特异性抗体艾美赛珠单抗（Emicizumab），2021 年批准的用于治疗血友病、靶向 EGFR 和 c-Met 的人源化双特异性抗体埃万妥单抗（Amivantamab），2022 年批准的靶向血管生成素 2（Ang2）和血管内皮生长因子 A（VEGFA）的法瑞昔单抗（Faricimab），用于治疗糖尿病黄斑水肿（DME）和湿性年龄相关性黄斑变性（wAMD）。我国药企自主研发的第一个双特异性单抗卡度尼利单抗于 2022 年获国家药监局批准上市。

纳米抗体 Nb 只含有天然存在的重链，包括一个重链可变区 V_H 和两个 C_H2 和 C_H3 区，尺寸较经典单克隆抗体小得多，而且不易像 scFv 容易粘连聚集。2019 年 FDA 批准了全球首个纳米抗体 caplacizumab，用于治疗获得性血栓性血小板减少性紫癜。

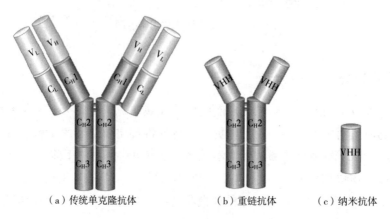

（a）传统单克隆抗体　　　　（b）重链抗体　　　（c）纳米抗体

图 5-2　传统单克隆抗体和抗体片段

（3）抗体偶联药物。

抗体偶联药物（antibody-drug conjugate，ADC）指将毒性小分子药物结合到单克隆抗体分子上，利用抗体的特异性将小分子药物带到肿瘤细胞。

从 2000 年 FDA 批准第一个抗体偶联药物吉妥珠单抗（Gemtuzumab ozogamincin）开始，截至 2022 年，FDA 已批准了 12 个 ADC 药物。2021 年我国药企自主研发的第一个 ACD 药物维迪西妥单抗（Disitamab vedotin）由国家药监局批准上市。

（4）抗体融合蛋白。

抗体融合蛋白（antibody fusion protein）指的是基于抗体结构的融合蛋白，由抗体片段与活性蛋白组成。通过 DNA 重组技术将目的基因（表达细胞因子、受体配体、多肽等）和抗体基因片段融合在一起，经过表达得到具有抗体特性和功能蛋白活性的蛋白药物。

根据结合的抗体片段不同，可分为 Fab 融合蛋白、Fc 融合蛋白和单链抗体（scFv）融合蛋白等。

目前临床应用的有依那西普（etanercept）（人肿瘤坏死因子 p75-Fc 融合蛋白）、贝拉西普（belatacept）（CTLA-4-Fc 融合蛋白）、阿柏西普（Eylea，aflibercept）为人类 VEGFR1 和 VEFGR2 胞外结构域和 Fc 基因重组的融合蛋白（VEGF Trap-Fc 融合蛋白）、康柏西普（conbercept）为 VEGF 受体与 Fc 片段基因重组的融合蛋白、度拉糖肽（GLP-1-Fc 融合蛋白）等。

三、单克隆抗体药物的应用

从 1986 年 FDA 批准第一个鼠源性治疗性单克隆抗体 muromonab-CD3 起，单克隆抗体药物有了飞速的发展。全球各大生物制药公司投入巨资进行治疗性单克隆抗体的研究开发，单克隆抗体药物成为世界生物制药领域最主流的一类药品。2022 年，全球单克隆抗体药物销售额超过 2000 亿美元，单克隆抗体药物的需求逐渐增加。各国批准了多个单克隆抗体样品上市。最近十年，每年大约有七八个新的单克隆抗体获准上市。经过 37 年的发展，单克隆抗体在多个治疗领域发挥作用，成为生物制药增长最快的领域，还出现了多个年销售额超过 50 亿美元的单抗药物。

截止 2023 年 6 月，FDA 已经批准了 120 多种单克隆抗体药物上市。2021 年 4 月，葛兰素史克 PD-1 抑制剂 dostarlimab 是 FDA 批准的第 100 个单抗，标志着进入了"百抗"时代。2022 年全球销售额 Top20 药物中，单抗、双抗、ADC、Fc 融合蛋白药物共 7 个。我国单抗药物产业也发展迅速，上市产品不断增加。

（1）肿瘤：曲妥珠单抗、尼妥珠单抗、利妥昔单抗、西妥昔单抗、贝伐珠单抗等。

（2）自身免疫性疾病（包括特应性皮炎、类风湿关节炎、溃疡性结肠炎、多发性硬化症）：英夫利昔单抗、贝利尤单抗、阿达木单抗等。

（3）感染病：抗病毒感染如帕利珠单抗等。

（4）眼科疾病：抗 VEGF 单抗药物，包括治疗糖尿病视网膜病变（DR）和早产儿视网膜病变（ROP）的抗体片段药物雷珠单抗（Brolucizumab）、康柏西普、阿柏西普、双特异性抗体药物法瑞昔单抗等。

（5）神经系统疾病：靶向 β-淀粉样蛋白（Aβ）的 Aduhelm（Aducanumab-avwa）和人源化 IgG1 单克隆抗体 lecanemab 分别在 2021 年和 2023 年由 FDA 批准，治疗轻度阿尔茨海默病。

第二节　单克隆抗体药物的质量控制

一、单克隆抗体药物质量控制的必要性

单克隆抗体药物作为生物药物中的重要类别之一，其自身具有多个特点。首先，单克隆抗体的分子量较大（150kDa），结构复杂，包括重链和轻链，在重组表达过程中容易发生多种类型的翻译后修饰，形成多种变异体，异质性较高，包括各种分子大小变异体（低分子降解物和高分子聚合物）、电荷变异体（唾液酸修饰、脱酰胺、C 端赖氨酸残留、氧化等）、糖基化修饰变异体（核心岩藻糖、半乳糖、高甘露糖等糖基化）。

单克隆抗体主要采用重组表达技术制造，生产过程中原材料多涉及动物源性成分，存在引入内外源性因子的风险，同时由于其特性，单克隆抗体无法进行终端灭菌，也无法仅靠成品检定保证其安全性及有效性。

基于以上特点，需要对单克隆抗体药物进行全过程的质量控制。从生产用原材料和细胞基质开始，到生产过程的每一步（上游细胞培养、下游分离纯化、产品配制），以及依次产生的原液、半成品、成品均需要进行质量控制，才能保证单克隆抗体药物的有效性和安全性。

二、单克隆抗体药物的质量控制要点

单克隆抗体药物实行全过程、全周期的质量控制，应符合《中国药典》（2020 年版）的"人用重组单克隆抗体制品总论""人用重组 DNA 蛋白制品总论"对单克隆抗体药物的生产和质量控制的通用性技术要求。按工艺流程的各阶段的质量控制应符合生物制品通则"生物制品生产用原材料及辅料质量控制""生物制品生产检定用菌毒种管理及质量控制""生物制品生产检定用动物细胞基质准备及质量控制""生物制品分包装及贮运管理"等技术要求。遵循国家药监局发布的《人用单克隆抗体质量控制指导原则》《人用重组 DNA 制品质量控制技术指导原则》以及 ICH 发布的 Q6B《质量标准：生物技术及生物制品的检测方法和验收标准》等。

单克隆抗体药物的质量控制流程如图 5-3 所示。

（一）单克隆抗体药物生产原材料的质量控制

1. 物料

单克隆抗体药物生产用原材料包括生物来源的细胞、微生物、组织等和化学物质两大类。需要针对原材料的来源、生产过程工艺以及内外源因子污染风险进行质量控制和残留物的去除。根据风险等级由低到高分别将生产用原材料和辅料分为较低风险、低风险、中等风险和高风险四个等级。

根据要求对不同风险等级的原材料和辅料，进行不同程度的质量控制要求，包括上市许可证明（注册批件、生产许可证）、供应商生产 GMP 证书、供应商出厂检验报告、国家批签发合格证、质量标准、关键项目检测、外源因子检测、来源证明、动物源性疾病安全性要求、进一步加工纯化、供应商审计等项目。

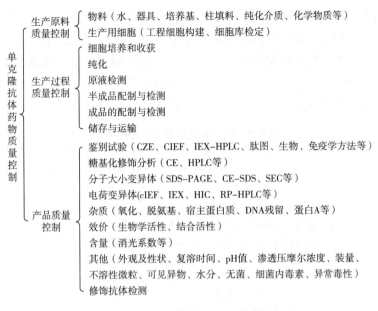

图 5-3 单克隆抗体药物质量控制流程图

2. 生产用细胞建立与检定

目前生产用细胞株主要有鼠源的 CHO、NS0 和 SP2/0 等，这些细胞株除了一般细胞株的特性外，可能会携带鼠源性病毒等外源因子，自身也可能携带逆转录病毒，有致瘤性等风险，必须对宿主细胞进行严格的质量控制。CHO 细胞具有异源表达量高、操作容易、致病性病毒无法复制等优点，是使用最广泛的细胞株。

基于安全考虑，宿主细胞的来源和培养历史应明确清楚和可追溯，应包括最初分离机构、是否添加外源序列、传代过程、培养材料、致瘤性等信息的详细记录。

生产用细胞株构建是将表达目的蛋白的核苷酸序列整合到宿主细胞基因组中，通过压力筛选手段挑选出具有单克隆源性的重组细胞作为生产单克隆抗体的工程细胞株。CHO 细胞株中基于谷氨酰胺合成酶（glutamine synthetase，GS）筛选系统的 CHOK1 细胞，具有筛选周期短、细胞稳定性好、表达量高等优点，是目前进行重组蛋白表达单克隆抗体的首选宿主。

构建流程包括：获取目的蛋白氨基酸序列、合成对应 cDNA 序列、整合至表达载体、质粒扩增和细胞转染、单克隆筛选、通过蛋白产量和稳定性等确定细胞株、建立细胞库。应对过程中各步骤进行详细记录，包括克隆基因序列、载体引入宿主细胞的方法、在宿主细胞内的状态和拷贝数、遗传稳定性资料、表达的方法和水平等。

为保证生产的稳定性和批间一致性，工程细胞株确定后建立细胞库进行管理保藏。细胞库为三级管理，包括原始细胞株、主细胞库（master cell bank，MCB）和工作细胞库（working cell bank，WCB）。原始细胞株即为构建好的过程细胞株。主细胞库来自原始细胞株，原始细胞株经过一定方式传代增殖后均匀混合为一批，定量分装保存于液氮或 -130℃ 以下，经细胞活性、安全性等检测后，可作为主细胞库。主细胞库传代不超过 2 个代次。工作细胞库来自主细胞库，主细胞库细胞传代增殖后均匀混合为一批，定量分装保存于液氮或 -130℃ 以下备用。

　　细胞株作为生产单克隆抗体的最重要的原始材料，应严格进行质量控制。细胞库内每支细胞应有详细明确的记录。冻存前活细胞不低于90%，复苏后活细胞不低于80%。工作细胞库必须为一个细胞代次，复苏后细胞的传代水平不超过批准用于生产的最高限定代次。主细胞库和工作细胞库应分别存放在不同地点，生产细胞和非生产细胞也需严格分开存放。

　　各级细胞库细胞按表5-1进行全面检定，合格后才可使用。

表5-1　细胞检定项目和放行标准

检验项目	检验方法	备注
细胞鉴别试验	细胞形态、生物化学法（同工酶法）、免疫学（染色体核型、种特异性免疫血清）、细胞遗传学（染色体核型、标记染色体）、遗传标志（DNA指纹图谱STR、RFLP-PCR、EPIC-PCR）、杂交法、PCR法、报告基因法等	
成瘤性检查	裸鼠法、新生小鼠法	生产终末细胞不需做
致瘤性检查	新生裸鼠、新生仓鼠、新生大鼠法	生产终末细胞不需做
细菌、真菌检查	（通则1101）	
分枝杆菌检查	（通则1101）豚鼠接种法	
支原体检查	（通则3301）	
逆转录病毒检查	逆转录酶活性测定法（PERT、PBRT）透射电镜检查 PCR 感染性试验	WCB不需做
鼠源特异性病毒检查	小鼠、大鼠、仓鼠抗体产生试验（MAP、RAP、HAP）	WCB、生产终末细胞不需做
人源特异性病毒检查	分子EB、HCMV、HIV-1/2、HTLV1/2、HAV、HBV、HCV、B19、HPV、人腺病毒、人多瘤病毒、人疱疹病毒-6/7/8等	WCB、生产终末细胞不需做
猴源特异性病毒检查	猴多瘤病毒（SV40）、猴免疫缺陷病毒（SIV）等	WCB不需做
牛源性病毒检查	（通则3604）	
猪源性病毒检查	猪细小病毒或牛细小病毒	
其他特定病毒检查	如CHO进行鼠细小病毒检查	

（二）单克隆抗体药物生产过程的质量控制

单克隆抗体药物的生产工艺主要包括上游的细胞发酵培养和下游的分离纯化两个阶段。

1. 细胞培养与收获

单克隆抗体药物一般经动物细胞大规模培养生产。细胞培养工艺包括工作细胞库解冻、T型瓶扩增、转瓶/滚瓶扩增、种子/中间/生成发酵罐培养和最终的上清液收获。

这一过程中的质量控制包括细胞生长参数（细胞总数、活力等）、细胞代谢生化参数、内外源因子检测等，可以采用活细胞计数仪和生化分析仪等来进行检测。每次收获后均进行抗体表达量和产品质量检测，分别采用液相法和分子大小变异体和电荷变异体等。

2. 纯化

在细胞培养的收获的上清液中，除了目的单克隆抗体，还有大量的翻译后修饰的产品相关杂质，培养液中的各种复杂成分，以及细胞增殖过程中产生的宿主蛋白和DNA残留等杂质，因此收获的上清液合并后，需进行分离纯化。分离纯化的工艺包括澄清过滤、亲和层析、病毒灭活、离子交换层析、纳米过滤病毒、超滤浓缩换液，纯化后即为原液。纯化工艺应经过验证，证明能够除去相关杂质或降低至可接受水平。

这一过程中的质量控制包括各电荷变异体、分子大小变异体、宿主蛋白残留、宿主DNA残留、蛋白A残留、细菌内毒素、微生物限度等，分别采用阳离子交换色谱法、分子排阻色谱法、非还原型或还原型SDS-毛细管电泳法、酶联免疫吸附法等进行检测。

3. 原液检定

原液需对各关键项目进行质量控制，如鉴别试验（等电点、肽图分析、N端氨基酸序列）、纯度和杂质、效价、含量测定、细菌内毒素等项目的检查。原液经鉴定合格后，进行贮存。

4. 半成品配制与检定

一批或多批原液可合并配制为半成品。混合的每一批原液可以进行有效追溯。半成品也需对关键项目进行质量控制，如含量、无菌检查、细菌内毒素检查等。

5. 成品配制与检定

半成品经过滤除菌后分装在无菌终容器中，包装后即为成品。需对成品进行全面的质量控制，单克隆抗体产品的质量控制包括鉴别与一致性分析、纯度和杂质、效价、含量、其他检定、修饰抗体的检测等项目。

（三）单克隆抗体药物产品的质量控制

下面简要介绍各检测项目涉及的相应分析方法。

1. 鉴别

（1）末端氨基酸序列分析。

末端氨基酸序列分析可以采用Edman降解法测定氨基酸序列。该方法通过使用异硫氰酸苯酯（phenyl isothiocyanate，PITC）和三氟乙酸（trifluoroacetic acid，TFA）试剂与蛋白质N端氨基酸耦合，每次切割N端的第一个氨基酸，再采用高效液相色谱法进行鉴定，再切割下一个氨基酸进行鉴定，每一个循环测定一个氨基酸，得到氨基酸的序列信息。目前基于Edman法的氨基酸序列分析仪可以实现较快速的测定，如尼妥珠单抗的N端氨基酸序列可采用氨基酸序列分析仪或质谱法测定，N端序列应为：

轻链：Asp-Ile-Gln-Met-Thr-Gln-Ser-Pro-Ser-Ser-Leu-Ser-Ala-Ser-Val

重链：（p）Gln-Val-Gln-Leu-Gln-Gln-Ser-Gly-Ala-Glu-Val-Lys-Lys-Pro-Gly

（2）等电聚焦电泳法。

等电聚焦（isoelectric focusing，IEF）电泳法是指两性电解质在电泳场中形成一个pH梯度，带有电荷的蛋白质在电泳场中向极性相反的方向迁移，当蛋白质到达其等电点时，即此处的 pH 值使蛋白质达到中性不带电荷，电流最小，蛋白质不再移动，利用这个原理可以检测蛋白质对应的等电点，如尼妥珠单抗采用等电聚焦电泳法测定其等电点。参见《中国药典》（2020 年版）通则 0541 第六法。

（3）肽图分析法。

肽图分析法（peptide mapping）指采用特定的化学试剂或特异性酶，将蛋白质裂解为肽段，通过高效液相色谱法分离不同肽段，形成特征性的指纹图谱，再与用同法处理的对照品图谱进行对比，进行单克隆抗体的鉴别试验。

如尼妥珠单抗采用肽图分析法进行鉴别。供试品经变性、还原和烷基化，按 1∶50（mg/mg）加入测序级胰蛋白酶（酶切缓冲液：50mmol/L 三羟甲基氨基甲烷，1mmol/L 氯化钙，1mol/L 尿素，pH 8.1），37℃±0.5℃保温 16h，加入 0.1%三氟乙酸终止酶切。上样前每分钟 16000 转离心 15min，取上清液作为供试品溶液。色谱柱以四烷基硅烷键合硅胶为填充剂（如：$V_{dac}C_4$ 柱，25cm 4.6mm，粒度 5μm 或其他适宜的色谱柱），柱温为 35℃±0.5℃；流速为每分钟 0.8mL；检测波长为 214nm，取供试品溶液 20μL 注入液相色谱仪；按表 5-2 进行梯度洗脱（表中流动相 A 为 0.1%三氟乙酸，流动相 B 为 0.1%三氟乙酸-90%乙腈水溶液）。对照品同法操作。

表 5-2　梯度洗脱流动相比例

时间/min	流动相 A/%	流动相 B/%
0	100	0
3	100	0
30	73	27
76	50	50
78	0	100
85	0	100
88	100	0
120	100	0

注　供试品肽图应与尼妥珠单抗对照品一致。

参见《中国药典》（2020 年版）通则 3405。

2. 分子大小变异体

（1）十二烷基硫酸钠-毛细管电泳法。

十二烷基硫酸钠-毛细管电泳法（capillary electrophoresis-sodium dodecyl sulfate，CE-SDS）法，可以在还原及非还原条件下，根据分子量大小，定量测定单克隆抗体的纯度。与 SDS-PAGE 法中的 SDS 作用类似，阴离子表面活性剂 SDS 按一定比例与蛋白质结合形成复合物，使蛋白质自身电荷被掩蔽，带上负电荷。向毛细管中加入亲水性高分子聚合物缓冲液（凝胶分离缓冲液），在电场作用下，带负电荷的蛋白质由负极向正极迁移，同时经过高分子聚合物的筛分作用按分子量大小实现分离。该法有还原型和非还原型两种方法。还原型方法通过在蛋白质样品前处理时加入 2-巯基乙醇，还原二硫键，破坏蛋白质的高级结构，可以实现轻链、重链、非糖基化重链等的分离，可见图 5-4。非还原型方法在蛋白质样品中加入烷基化试剂碘乙酰胺，封闭蛋白质的游离巯基，维持蛋白质的高级结构，可以分离单克隆抗体单体主峰和一系列降解物片段峰，可见图 5-5。具体参见《中国药典》（2020 年版）通则 3127。

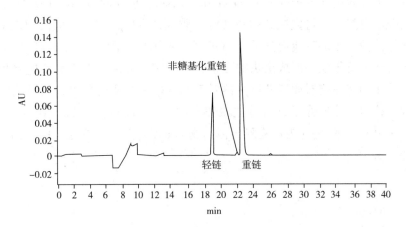

图 5-4　单克隆抗体还原型 CE-SDS 图谱

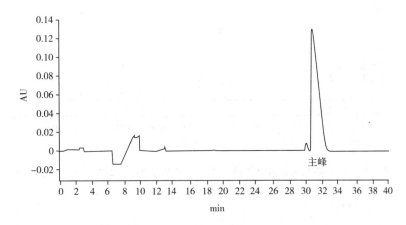

图 5-5　单克隆抗体非还原型 CE-SDS 图谱

（2）分子排阻色谱法。

分子排阻色谱法（size exclusion chromatography，SEC）是基于凝胶色谱柱的不同孔径，筛分不同大小的分子来实现分离样品的液相色谱方法。凝胶柱填料为亲水硅胶、凝胶、修饰凝胶如葡聚糖凝胶 Sephadex 和琼脂糖凝胶 Sepharose 等，这些填料表面有大小不同的孔径，样品分子按大小进入相应的孔径，大分子不能进入孔径，最早被洗脱出来，小分子能滞留孔径，保留时间长，按分子大小依次被洗脱出来。如尼妥珠单抗鉴别可以采用分子排阻色谱法，其色谱柱以适合分离分子量为 10~500kD 蛋白质的色谱用凝胶为填充剂（如 TSK-3000SW 凝胶色谱柱或其他适合的色谱柱）；流动相为 0.1mol/L 磷酸氢二钠-0.1mmol/L 氯化钠-0.01% 叠氮钠缓冲液，pH 6.7；检测波长为 280nm。用流动相将供试品溶液 25μL 注入液相色谱仪。按面积归一法计算，免疫球蛋白单体含量不低于 95.0%。

具体参见《中国药典》（2020年版）通则0514。

3. 电荷变异体

（1）全柱成像毛细管等电聚焦电泳法。

本法根据电荷变异体的等电点不同，按毛细管电泳法将电荷变异体分离并计算相对百分含量。毛细管等电聚焦电泳（capillary isoelectric focusing electrophoresis，CIEF）是将毛细管内壁涂覆聚合物减小电渗流，将供试品和两性电解质混合进样，阳极电解槽加入稀磷酸，阴极加入稀氢氧化钠溶液，施加直流电压后，逐渐形成由阳极到阴极升高的 pH 梯度，蛋白质在其中泳动，迁移至自身等电点形成聚焦的区带，从而实现分离。毛细管等电聚焦电泳结合全柱成像技术，采用动态检测器如紫外检测器对毛细管柱进行实时监测，记录毛细管中蛋白分离聚焦的过程，称为全柱成像毛细管等电聚焦电泳法（imaging capillary isoelectric focusing e-lectrophoresis，iCIEF）。图 5-6 为单克隆抗体药物的 iCIEF 图谱。参见《中国药典》（2020年版）通则3129。

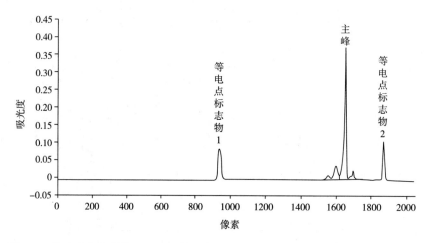

图 5-6　单克隆抗体药物 iCIEF 图谱［参见《中国药典》（2020年版）通则3129］

（2）离子交换色谱法。

离子交换色谱法（ion exchange chromatography，IEC）是基于离子交换色谱柱固定相（羧酸基团、甲烷磺酸基团等）的离子和流动相中具有相同电荷的溶质离子进行可逆交换，将供试品分离的色谱技术。参见《中国药典》（2020年版）通则0513。

如尼妥珠单抗采用弱阳离子色谱法进行纯度测定。色谱柱为弱阳离子交换柱（如 ProPac WCX-10，4mm 25cm 或其他适宜的色谱柱）；以 A（精密量取 200mmol/L 磷酸氢二钠 61.0mL、200mmol/L 磷酸二氢钠 39.0mL，加水至 2000mL，充分混匀）、B（精密量取 200mmol/L 磷酸氢二钠 61.0mL、200mmol/L 磷酸二氢钠 39.0mL、1mol/L 氯化钠 1000mL，加水 900mL，充分混匀）为流动相，检测波长为 280nm。用流动相 A 将供试品和对照品分别稀释至每 1mL 中约含 0.5mg，作为供试品溶液和对照品溶液。取供试品溶液和对照品溶液各 60μL，分别注入液相色谱仪，按表 5-3 进行梯度洗脱。

表 5-3　梯度洗脱流动相比例

时间/min	流动相 A/%	流动相 B/%
0	100	0
5	100	0
6	98	2
50	92	8
51	25	75
60	25	75
60.1	100	0
90	100	0

注　供试品图谱应与对照品的一致。

4. 糖基化修饰分析

（1）亲水相互作用色谱法。

亲水相互作用色谱法（hydrophilic interaction liquid chromatography，HILIC）属于含水的正相色谱法。通常采用极性的固定相，如硅胶、氰基、胺基、二醇等，使用乙醇-水作为流动相，高亲水性的物质得以保留，按极性从小到大依次流出色谱柱，适合强极性物质的分离。本法通过 N-糖苷酶 F（N-glycosidase F，PNGase F）对单克隆抗体 N 糖进行酶切，再对酶切后的 N 糖进行标记衍生化，然后用亲水相互作用色谱法（酰胺基键合硅胶色谱柱）进行分离鉴定。N-糖苷酶 F 可以将 N 糖从单克隆抗体上特异性地酶切，得到游离 N 糖。游离 N 糖本身无紫外吸收或荧光信号，使用荧光标记试剂 2-氨基苯甲酰胺（2-aminobenzamide，2-AB）进行标记衍生，对标记的 N 糖用凝胶过滤或固相萃取后，用亲水相互作用色谱法进行测定分析。图 5-7 为单克隆抗体 N 糖亲水相互作用色谱图谱。

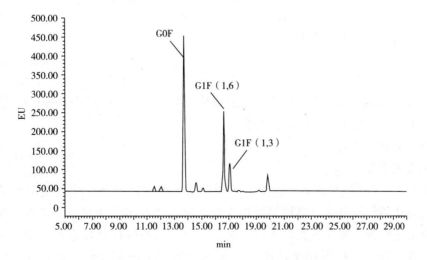

图 5-7　单克隆抗体 N 糖亲水相互作用色谱图谱

（2）毛细管凝胶电泳法。

毛细管电泳法（capillary electrophoresis，CE）是以弹性石英毛细管柱作为分离通道，通过高压直流电场驱动，实现各组分分离的方法。毛细管具有分辨率高、速度快、样品消耗少、成本低等优点，广泛应用于生物药物大分子分析。在毛细管中填入单体和引发剂发生聚合反应生成凝胶，或用聚合物溶液，根据聚合物的筛分作用分离组分，称为毛细管凝胶电泳（capillary gel electrophoresis，CGE）或毛细管筛分电泳（capillary sieving electrophoresis，CSE）。本法通过 N-糖苷酶 F 对单克隆抗体 N 糖进行酶切，再用荧光标记试剂 8-氨基芘-1，3，6-三磺酸三钠盐（8-aminopyrene-1，3，6-trisulfonic acid trisodium，APTS）对酶切后的 N 糖进行标记衍生化，通过凝胶过滤或固相萃取纯化 N 糖，然后用毛细管电泳法进行分离鉴定。图 5-8 为单克隆抗体 N 糖毛细管电泳图谱。

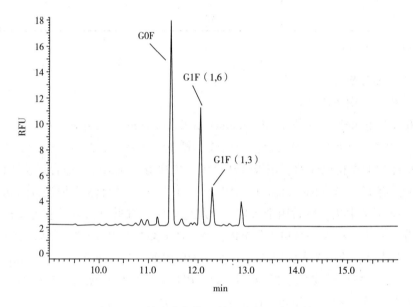

图 5-8　单克隆抗体 N 糖毛细管电泳图谱

（3）高效阴离子交换色谱法。

阴离子交换色谱法（anion-exchange chromatography，AEX）是离子交换色谱法中的一种。本法是指用 N-糖苷酶 F 对单克隆抗体 N 糖进行酶切，再用高效阴离子交换色谱法进行分析。色谱柱固定相位键合季铵基团的乙基乙烯苯-二乙烯基苯共聚物，检测器为脉冲安培检测器。图 5-9 为单克隆抗体 N 糖高效阴离子色谱法图谱。

5. 生物学活性

（1）流式细胞术。

流式细胞术（flow cytometry，FCM）是利用流式细胞仪对处于快速流动中的单细胞进行快速定量分选的分析技术。本法可以用来检测单克隆抗体的相对结合活性，先将单克隆抗体药物与细胞孵育，加入荧光标记的二抗，通过流式细胞仪对带有荧光抗原抗体复合物的细胞悬液进行分析。如可用本法检测尼妥珠单抗与人肺癌 H125 细胞结合的相对结合活性。

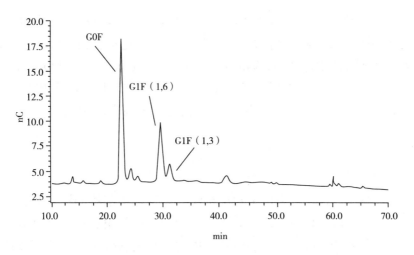

图 5-9 单克隆抗体 N 糖高效阴离子色谱法图谱

（2）细胞增殖抑制法。

细胞增殖抑制法是评价药物对细胞增殖的抑制效果的方法。本法可用来评价靶向生长因子或生长因子受体类单克隆抗体药物的生物学活性，如抗人表皮生长因子受体 2（human epidermal growth factor receptor 2，HER2）、抗血管内皮生长因子（vascular endothelial growth factor，VEGF）等的单克隆抗体药物。给药组细胞设为实验组，不给药组为对照组，培养一定时间后，测定实验组和对照组中的活细胞数目，判断单克隆抗体药物对细胞增殖的抑制率。例如尼妥珠单克隆抗体生物学活性测定法，采用 CCK-8（cell counting kit-8）试剂盒，检测不同浓度的尼妥珠单克隆抗体药物对人肺癌淋巴结转移细胞（H292）的生长抑制的不同情况。CCK-8 是一种第二代四唑盐，全名为 2-（2-甲氧基-4-硝基苯）-3-（4-硝基苯基）-5-（2，4-二磺酸苯）-2H-四唑钠，可以被活细胞中的脱氢酶还原，生成黄色甲䞡产物，然后用 450nm 波长测定生成的甲䞡产物的吸光度，一定范围内，吸光度值与活细胞数呈正比，反映单克隆抗体药物对细胞增殖抑制情况。

（3）报告基因法。

报告基因法（reporter gene）是一种通过分子生物学手段将报告基因整合到生物药物中，通过检测报告基因产生的信号，对生物药物进行分析的方法。报告基因是一类编码可被检测表达产物的基因，其序列和功能已知且表达产物容易被鉴定，通常将报告基因与目的基因相连接，利用报告基因的表达产物标定目的基因的表达。常用的报告基因有绿色荧光蛋白基因（green fluorescent protein，GFP）、β-葡萄糖苷酸酶基因（glucuronidase，GUS）、β-半乳糖苷酶基因（β-galactosidase，β-gal）、人生长激素基因（human growth hormone，hGH）、荧光素酶基因（luciferase，luc）等。如使用稳定转染血管内皮生长因子受体 2（VEGFR2）和荧光素酶报告基因 luc2P 的人胚肾细胞 HEK293，测定不同浓度的康柏西普阻断血管内皮生长因子刺激细胞荧光素酶的表达情况的不同，来测定其生物学活性。

（4）酶联免疫吸附法。

酶联免疫吸附法（enzyme-linked immunosorbent assay，ELISA）是将抗原-抗体的免疫反应与酶催化反应结合起来的综合性技术。包被抗原或抗体后，通过抗原-抗体的免疫反应，将酶标抗体结合到抗原上，再洗涤出去游离的酶标抗体，加入底物显色。根据颜色反应深浅进行定性或定量分析。酶联免疫吸附法的步骤包括包被、洗涤、封闭、加入特异性抗体、加入酶联抗抗体、显色测定等。参见《中国药典》（2020 年版）通则 3429 标记免疫化学法第一法。比如采用酶联免疫吸附法，测定不同浓度的康柏西普在包被人血管内皮生长因子（VEGF）的酶标板上的吸光度，来判定康柏西普对 VEGF 的相对结合活性。

6. 杂质分析

（1）蛋白 A 残留量。

单克隆抗体药物生产过程常采用亲和层析法分离纯化细胞培养液。亲和层析中采用亲和配基特异性结合单克隆抗体以便后续分离。亲和配基在使用过程中有可能脱落，残留在洗脱液中，影响药物安全。因此需要测定药物中的亲和配基残留量。单克隆抗体生成汇总最常用的亲和配基是蛋白 A（protein A）。可采用酶联免疫吸附法 ELISA 定量分析蛋白 A 残留量。如尼妥珠单抗的蛋白 A 残留量测定方法，采用抗蛋白 A 单抗包被微孔板，再向微孔板中加入蛋白 A 和尼妥珠单抗，然后加入生物素标记的抗蛋白 A 的单抗，最后加入亲和素偶联的辣根过氧化物酶，洗涤后，加入酶反应底物，被催化显色，颜色深浅与蛋白 A 的含量呈正相关，用酶标仪测定吸光度，进行定量分析。蛋白 A 残留量应不高于蛋白质总量的 0.001%。

（2）宿主蛋白质残留量。

绝大多数单克隆抗体药物是通过重组技术在宿主细胞上生产的。生产过程中有可能会有宿主细胞蛋白质（host cell protein，HCP）残留。宿主细胞蛋白质的残留可能会影响药物的安全性和有效性，引起免疫原性等。目前多采用酶联免疫吸附法 ELISA 来检测宿主细胞残留量。如尼妥珠单克隆抗体与酶连接为酶标抗体，与固定在酶标板上的抗原孵育，洗涤后，加入酶反应底物，被催化显色，显色产物的量与样品中物质的量呈正相关，用酶标仪测定吸光度，进行定量分析。宿主细胞蛋白质残留量不高于蛋白质总量的 0.01%。

（3）外源性 DNA 残留量。

单克隆抗体药物生产过程有可能残留宿主细胞或载体的 DNA，这可能有传染性或致癌性的风险，因此需要检测这些外源性 DNA 的残留量。外源性 DNA 残留的检测方法有 DNA 探针杂交法、荧光染色法、定量 PCR 法等。由于灵敏度、特异性高等优势，定量 PCR 是最常用的检测方法。在常规的 PCR 反应基础上，加入荧光报告基团，可以连续监测反应体系中的荧光数值变化，从而即时反映扩增产物量的变化。当释放的荧光强度达到预设阈值时，体系内的 PCR 循环数 Ct 值与起始 DNA 模板量对数值呈线性关系。如尼妥珠单抗的外源性 DNA 残留量检测法采用磁珠微球预处理样品，因为磁珠可以捕获样品中的 DNA，再通过磁场将微球与样品溶液分离，反复洗涤微球后，用洗脱液将 DNA 从微球上洗脱，即得到 DNA 纯化液，再采用定量 PCR 分析，测定样品中外源 DNA 的残留量。

7. 含量

单克隆抗体药物的含量可以采用紫外吸收分光光度法或高效液相色谱法进行测定，也可以依据蛋白质在 280nm 波长的特异消光系数进行蛋白质含量测定。

第三节　单克隆抗体药物的质量控制实例

一、单克隆抗体质量控制实例–尼妥珠单抗

（一）简介

尼妥珠单抗是由含有高效表达抗人表皮生长因子受体（epithelial growth factor receptor, EGFR）单克隆抗体基因的小鼠骨髓瘤（NS0）细胞培养、分离和高度纯化后获得的重组人表皮生长因子受体单克隆抗体制成的。

（二）生产工艺与质量控制

尼妥珠单抗的生产工艺与质量控制流程图如图 5-10 所示。

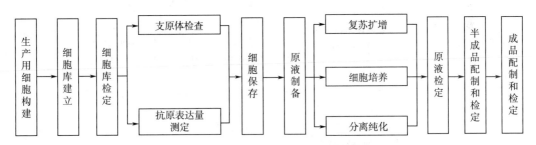

图 5-10　尼妥珠单抗生产工艺和质量控制流程图

1. 生产用细胞

生产用细胞由分别编码尼妥珠单抗重链的 pSV2-gpt 质粒和编码轻链的 pSV-hyg 质粒转入小鼠骨髓瘤 NS0 宿主细胞构建而成。

2. 细胞库建立、传代与检定

细胞库应符合《生物制品检定用动物细胞基质制备及质量控制》有关规定。

原始细胞库的细胞经无血清培养基驯化后，传代、扩增后冻存于液氮中，即为主细胞库。主细胞库细胞传代、扩增后冻存于液氮中，为工作细胞库。各级细胞库传代不超过批准的次数，细胞冻存于液氮中。

细胞库按表 5-4 进行检定，合格后可用于生产。

表 5-4　尼妥珠单抗细胞库检定项目和放行标准

检验项目	检验方法	放行标准
支原体检查	（通则 3301）	符合规定
抗体表达量测定		≥5μg/mL

3. 原液制备

原液的制备过程主要包括上游发酵和下游纯化两大阶段。

第一阶段，工作细胞库来源的细胞复苏后，传代、扩增，转瓶或细胞培养罐接种。采用

经批准的工艺培养细胞，收集含目的产物的培养液，即"收获液"。

第二阶段，收获液经批准的工艺进行纯化和灭活病毒，制得高纯度的尼妥珠单抗，即为原液。除菌过滤后保存于适宜温度，并规定其有效期。

4. 原液的检定

原液按表5-5进行各项检定。

表5-5　尼妥珠单抗原液检定项目和质量标准

检验项目	检验方法	质量标准	备注
等电点	等电聚焦电泳法 （通则0541第六法）	符合规定	
肽图	高效液相色谱法 （通则3405）	与对照品一致	
N端氨基酸序列	氨基酸序列分析仪 质谱法	轻链：Asp-Ile-Gln-Met-Thr-Gln-Ser-Ser-Leu-Ser-Ala-Ser-Val 重链：（p）Gln-Val-Gln-Leu-Gln-Gln-Ser-Gly-Ala-Glu-Val-Lys-Lys-Pro-Gly	至少每年测定一次
pH值	pH计（酸度计） 电位法 （通则0631）	6.5~7.5	
纯度	高效液相色谱法 （分子排阻色谱法、弱阳离子色谱法） （通则0512）； 毛细管凝胶电泳法CE-SDS （通则3127）	免疫球蛋白单体含量≥95.0%、图谱与对照品一致； 免疫球蛋白重链和轻链含量≥90.0%，非糖基化重链≤5.0%	
蛋白质A残留量	酶联免疫吸附法 （通则3429）	≤0.001%	
外源性DNA残留量	qPCR法 （通则3407）	每支/瓶≤100pg	
宿主细胞蛋白质残留量	酶联免疫吸附法 （通则3429）	≤0.01%	
相对结合活性	流式细胞术 （通则3531）	标准品的80%~150%	
蛋白质含量	分光光度法 （通则0401）	≥4.8mg/mL	
细菌内毒素检查	凝胶法/动态浊度法 （通则1143）	每1mg<1EU	

5. 半成品的配制和检定

按批准的工艺将原液用缓冲液稀释，除菌过滤后即为半成品。

半成品按表5-6进行各项检定。

表5-6 尼妥珠单抗半成品检定项目和质量标准

检验项目	检验方法	质量标准
pH 值	pH 计（酸度计） 电位法 （通则 0631）	6.5~7.5
蛋白质含量	分光光度法 （通则 0401）	4.6~5.5mg/mL
无菌检查	薄膜过滤法 （通则 1101）	符合规定
细菌内毒素检查	凝胶法/动态浊度法 （通则 1143）	每 1mg<1EU

6. 成品的配制和检定

半成品按《生物制品分包装及贮运管理》规定进行分批、分装和包装，即为成品。规格为 50mg（10mL）/瓶。

成品按表5-7进行各项检定。检定合格后于 2~8℃ 避光保存和运输。

表5-7 尼妥珠单抗成品检定项目和质量标准

检验项目	检验方法	质量标准
等电点	等电聚焦电泳法 （通则 0541 第六法）	与对照品一致
外观	目测	无色澄明液体，可带轻微乳光
澄清度	目测 浊度仪法 （通则 0902）	澄清，不得比 2 号浊度标准液更浓
可见异物	（通则 0904）	符合规定
不溶性微粒	（通则 0903）	符合规定
装量	（通则 0102）	≥标示量
pH 值	pH 计（酸度计） 电位法 （通则 0631）	6.5~7.5
渗透压摩尔浓度	（通则 0632）	240~360Osmol/kg
纯度	高效液相色谱法 （分子排阻色谱法、弱阳离子色谱法） （通则 0512）； 毛细管凝胶电泳法 CE-SDS （通则 3127）	免疫球蛋白单体含量≥95.0%、 图谱与对照品一致； 免疫球蛋白重链和轻链含量≥90.0%， 非糖基化重链≤5.0%

续表

检验项目	检验方法	质量标准
聚山梨酯80含量	高效液相色谱法（通则0512）	0.1~0.3mg/mL
生物学活性鉴别	H292细胞增殖抑制法（通则3531）	≥标准品的50%
相对结合活性	流式细胞术（通则3531）	标准品的60%~140%
蛋白质含量	分光光度法（通则0401）	4.6~5.5mg/mL
无菌检查	薄膜过滤法（通则1101）	符合规定
细菌内毒素检查	凝胶法/动态浊度法（通则1143）	每1mg<1EU
异常毒性检查	（通则1141）	符合规定

二、抗体融合蛋白质量控制实例–康柏西普

（一）简介

康柏西普是由可高效表达人血管内皮生长因子受体（VEGF）胞外结构域基因连接 IgG1 的 Fc 段融合蛋白的中国仓鼠卵巢（CHO）细胞培养、收获蛋白、纯化后获得的分泌性融合蛋白。

（二）生产工艺与质量控制

康柏西普眼用注射液的生产工艺与质量控制流程图如图 5-11 所示。

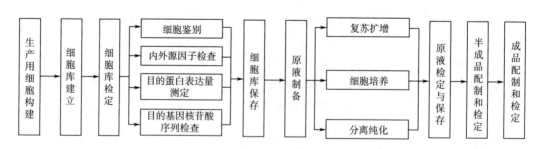

图 5-11　康柏西普生产工艺和质量控制流程图

1. 生产用细胞

含有人血管内皮生长因子受体–抗体融合蛋白基因的质粒转染中国仓鼠卵巢细胞（CHO）构建。

2. 细胞库建立、传代与检定

细胞库应符合《生物制品检定用动物细胞基质制备及质量控制》相关规定。原始细胞传

代扩增后保存于液氮中或-130℃以下,作为主细胞库。主细胞库细胞传代扩增后保存于液氮中或-130℃以下,作为工作细胞库。各级细胞库细胞传代不超过批准的代次。

细胞库按表5-8进行检定,检定合格后可用于生产。

表5-8 康柏西普细胞库检定项目和放行标准

检验项目	检验方法	放行标准	备注
细胞鉴别	同工酶分析、生物化学、免疫学、细胞学、遗传标记物	典型 CHO 细胞	
内外源因子检查	细菌、真菌、分枝杆菌支原体、病毒因子检查	符合规定	
目的蛋白表达量测定		符合批准要求	
目的基因核苷酸序列检查		与批准的序列相符	工作细胞库可免

3. 原液制备

工作细胞库细胞复苏后,传代扩增,供生物反应器接种。采用经批准的工艺进行细胞培养,收集含目的产物的培养液,即为收获液。收获液采用经批准的工艺进行纯化和灭活病毒,制得高纯度的康柏西普蛋白,除菌过滤即为康柏西普原液。

原液按表5-9进行各项检定,合格后保存于适宜温度。

表5-9 康柏西普原液检定项目和质量标准

检验项目	检验方法	质量标准	备注
肽图	高效液相色谱法(通则3405第一法)	与对照品一致	
N 端氨基酸序列	氨基酸序列分析仪、质谱法	Gly-Arg-Pro-Phe-Val-Glu-Met-Tyr-Ser-Glu-Met-Tyr-Ser-Glu-Ile-Pro-Glu-Ile-Ile	至少每年测定一次
分子量	还原型 SDS-PAGE 法(通则0541第五法)	67.0~81.8kD	
电荷异质性	还原固定 pH 梯度-等电聚焦法	与标准品基本一致	
纯度	还原型 SDS-PAGE 法(通则0541第五法);高效液相色谱法(通则0514)	主峰面积≥96.0%;主峰面积≥98.0%	
宿主细胞 DNA 残留量	qPCR 法(通则3407第三法)	每1mg康柏西普≤30pg	

续表

检验项目	检验方法	质量标准	备注
宿主细胞蛋白质残留量	酶联免疫吸附法（通则 3429）	每 1mg 康柏西普 ≤30ng	
蛋白质 A 残留量	酶联免疫吸附法（通则 3429）	每 1mg 康柏西普 ≤20ng	
生物学活性	（通则 3535）	标准品的 60%~140%	
相对结合活性	（通则 3535）	标准品的 60%~140%	
蛋白质含量	消光系数法（通则 0731）	≥10.0mg/mL	
糖谱	离子交换色谱法（通则 0512）	Z 值 0.80~1.50	
唾液酸含量	反相色谱法（通则 0512）	每 mol 康柏西普含 8.0~18.0mol	
细菌内毒素检查	凝胶法/动态浊度法（通则 1143）	<0.4EU/mL	

4. 半成品配制和检定

按批准的工艺将原液用缓冲液稀释，除菌过滤后即为半成品。

半成品按表 5-10 进行各项检定。

表 5-10　康柏西普半成品检定项目和质量标准

检验项目	检验方法	质量标准
细菌内毒素检查	凝胶法/动态浊度法（通则 1143）	<0.4EU/mL
无菌检查	薄膜过滤法（通则 1101）	符合规定

5. 成品配制与检定

按《生物制品分包装及贮运管理》有关规定进行分批分装和包装，即为成品。规格为 2mg（0.2mg）/支。

成品按表 5-11 进行各项检定。检定合格后于 2~8℃ 避光保存和运输。

表 5-11　康柏西普成品检定项目和质量标准

检验项目	检验方法	质量标准
分子结构域	免疫斑点法（通则 3402）	与标准品一致
电荷异质性	还原固定 pH 梯度-等电聚焦法	与标准品基本一致
纯度	还原型 SDS-PAGE 法（通则 0541 第五法）高效液相色谱法（通则 0514）	≥95.0%
生物学活性	（通则 3535）	标准品的 60%~140%

续表

检验项目	检验方法	质量标准
相对结合活性	（通则 3535）	标准品的 60%～140%
蛋白质含量	消光系数法（通则 0731）	9.0～11.0mg/mL
外观	目测	无色澄明液体
可见异物	（通则 0904 第一法）	符合规定
不溶性微粒	微粒分析仪（通则 0903 第一法）	1mL 供试品中，10μm 及以上微粒≤50 粒，25μm 及以上微粒≤5 粒，50μm 及以上微粒≤2 粒
装量	称重法（通则 0102）	≥标示量
pH 值	pH 计（酸度计）电位法（通则 0631）	7.4～8.0
渗透压摩尔浓度	（通则 0632）	240～360Osmol/kg
聚山梨酯 20 含量	比色法	250～750μg/mL
精氨酸含量	依法检查（0512）	80～120mmol/L
无菌检查	薄膜过滤法（通则 1101）	符合规定
细菌内毒素检查	凝胶法/动态浊度法（通则 1143）	<0.4EU/mL
异常毒性检查	小鼠试验法（通则 1141）	符合规定

思考与拓展

1. 外来的生物制品回避不了在人体的免疫原性问题。单克隆抗体也有生物制品的免疫原性方面的安全性隐忧。因此免疫原性的评价也应该是单克隆抗体质量控制需要考虑的方向。上市的治疗性单克隆抗体虽然进行了人源化改造或完全是人源性抗体，仍然可能具有免疫原性。而目前单克隆抗体质量控制免疫原性的评价研究不多。试举例两到三个单克隆抗体药物质量控制中，对免疫原性评价的方法运用和对其疗效影响的研究。

2. 单克隆抗体多具有 N 糖基化位点修饰，而人们缺乏对糖链抗原结构-功能的深刻认识，因此缺乏对其进行质量控制的简便有效的方法。单克隆抗体药物的质量控制中，糖基化检测项目往往仅仅限于一部分单克隆抗体药物制品，检测项目也较为单一。试举例两三种单克隆抗体药物的糖基化修饰的质量控制项目和分析方法，并做简要分析。

参考文献

［1］国家药典委员会．中华人民共和国药典：三部［S］.2020 年版．北京：中国医药科技出版社，2020.

［2］张峰．治疗性单克隆抗体类制品质量控制标准的思考［J］．中国执业药师，2013，10（1）：25-

30，36.

[3] 聂静苑，刘煜．人源单克隆抗体药物质量控制与分析［J］．中国生化药物杂志，2012，33（2）：
207-210.

[4] 刘国芳，刘晓志，等．宿主细胞残留蛋白质对单克隆抗体药物质量影响及其质量控制［J］．2019，
29（10）：105-111.

[5] 王军志．生物技术药物研究开发和质量控制［M］．3 版．北京：科学出版社，2018.

[6] 王凤山，邹全明，等．生物技术制药［M］．4 版．北京：人民卫生出版社，2022.

[7] 高向东，等．生物药物分析［M］．北京：人民卫生出版社，2022.

第六章　多糖

二维码

第一节　多糖药物概述

一、多糖药物的定义及分类

多糖作为构成生命的四大基本物质之一，是由 10 个或者 10 个以上的单糖以各类糖苷键连接而成的具有特定序列和空间结构的高分子碳水化合物，广泛存在于动物、植物、微生物等生命体中。多糖为生物药物中重要的一类，按照来源可以分为动物多糖类药物、微生物多糖类药物、植物多糖类药物。

（1）动物多糖类药物。提取自动物的脏器、组织、黏膜和分泌物，分子中含糖醛酸和氨基糖残基，羧基比例较高，且多含硫酸基，具有较强的酸性，又因其溶液多具有较高的黏度，故称酸性黏多糖，如肝素、硫酸软骨素、壳聚糖、透明质酸等。

（2）微生物多糖类药物。细菌或真菌在生长过程中产生的胞外多糖，如细菌发酵制得的右旋糖酐及荚膜多糖、真菌发酵产生的灵芝多糖及香菇多糖等。

（3）植物多糖类药物。多采用热水提取、超声提取等传统方法从植物中获取，植物多糖数目众多，但多为中药多糖，而海藻多糖是为数不多的生物药物。

科学家们发现多糖几乎参与所有的生命活动，并且对人体的毒副作用小、安全性高，在抗凝、抗肿瘤、抗病毒、免疫调节等方面表现出良好的应用前景，已有多个多糖类药物在临床上得到广泛应用，包括以肝素、低分子肝素为代表的抗凝抗栓类药物；以右旋糖酐、羟乙基淀粉系列等为代表的血容量扩充剂；以香菇多糖、云芝糖肽等为代表的免疫增强剂；以细菌荚膜多糖为代表的人用疫苗；以及其他多种用途的硫酸软骨素、壳聚糖、透明质酸等。

二、常见多糖药物的结构及用途

近年来，多糖类药物发展迅速，在生物药物研发中受到重视。目前，在 2020 年版《中国药典》二部中收载了 3 大类共 20 个多糖药物原料药及制剂的质量标准（表 6-1），三部中收载了多个细菌荚膜多糖疫苗，如 23 价肺炎多糖疫苗、流脑 AC 多糖疫苗。此外，还实现了羟乙基淀粉、低分子肝素、藻酸双酯钠、玻璃酸钠等多糖药物质控标准的提高。

表 6-1　2020 年版《中国药典》二部收载的多糖类药品品种

品种	来源	剂型	类别
右旋糖酐 20	蔗糖发酵	粉剂	血浆代用品
右旋糖酐 20 葡萄糖注射液	右旋糖酐 20、葡萄糖	注射剂	血浆代用品
右旋糖酐 20 氯化钠注射液	右旋糖酐 20、氯化钠	注射剂	血浆代用品
右旋糖酐 40	蔗糖发酵	粉剂	血浆代用品
右旋糖酐 40 葡萄糖注射液	右旋糖酐 40、葡萄糖	注射剂	血浆代用品
右旋糖酐 40 氯化钠注射液	右旋糖酐 40、氯化钠	注射剂	血浆代用品
右旋糖酐 70	蔗糖发酵	粉剂	血浆代用品
右旋糖酐 70 葡萄糖注射液	右旋糖酐 70、葡萄糖	注射剂	血浆代用品
右旋糖酐 70 氯化钠注射液	右旋糖酐 70、氯化钠	注射剂	血浆代用品
右旋糖酐铁	氢氧化铁和右旋糖酐的络合物	粉剂	抗贫血药
右旋糖酐铁片	右旋糖酐铁	片剂	抗贫血药
右旋糖酐铁注射液	右旋糖酐铁	注射剂	抗贫血药
肝素钠	猪肠黏膜中提取	粉剂	抗凝血药
肝素钠注射液	肝素钠	注射剂	抗凝血药
肝素钠乳膏	肝素钠	软膏	抗凝血药
肝素钙	猪肠黏膜中提取	粉剂	抗凝血药
肝素钙注射液	肝素钙	注射剂	抗凝血药
硫酸软骨素钠	猪的软骨组织中提取	粉剂	酸性粘多糖类
硫酸软骨素钠片	硫酸软骨素钠	片剂	酸性粘多糖类
硫酸软骨素钠胶囊	硫酸软骨素钠	胶囊剂	酸性粘多糖类

（一）右旋糖酐

右旋糖酐（Dextran）是蔗糖经肠膜状明串珠菌-1226 发酵而得的葡萄糖高聚物，是最常用的血浆代用品之一。根据其分子量不同，可分为低分子量右旋糖酐（M_w 为 5000 ~ 7500Da）、右旋糖酐 20（M_w 为 16000~24000Da）、右旋糖酐 40（M_w 为 32000~42000Da）、右旋糖酐 70（M_w 为 64000~76000Da）。右旋糖酐铁为低分子量右旋糖酐（M_w 为 5000~7500Da）与氢氧化铁的络合物，临床上适用于不宜口服用药的缺铁性贫血患者，通过直接向体内补充铁（Ⅲ）以改善缺铁性贫血。

（二）肝素

肝素（Heparin）是从猪肠黏膜中提取的硫酸氨基葡萄糖的钠盐或者钙盐，由 α-D-氨基葡萄糖（N-硫酸化，O-硫酸化或 N-乙酰化）和 O-硫酸化糖醛酸（α-L-艾杜糖醛酸或 β-D-葡萄糖醛酸）交替连接形成聚合物，平均分子量为 15kDa，其中肝素的核心五糖是其发挥抗凝活性的主要结构，其核心五糖结构如图 6-1 所示。自 1916 年被 Mclean 发现后，作为一种抗凝药一直应用于临床。由于肝素毒性低、疗效确切，也被各国药典所收载。

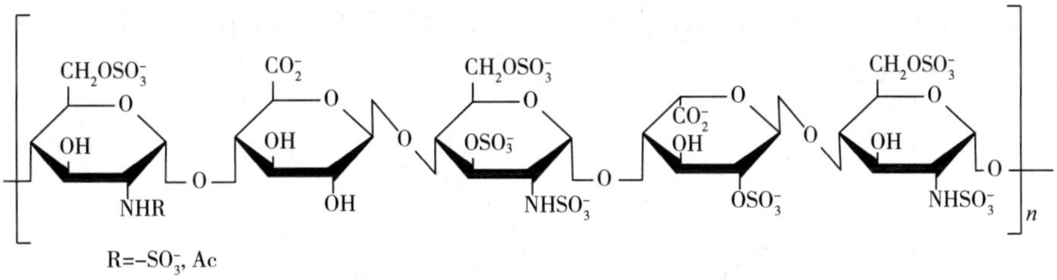

图 6-1　肝素核心五糖结构

（三）低分子肝素

为了弥补肝素临床副作用带来的隐患：自发性出血倾向、停药后血栓易复发、个体用药差异大等，低分子肝素钠（Low-Molecular-Weight Heparin，LMWH）应运而生。LMWH 是以肝素钠为原料，用物理、化学或生物方法分级或降解而得的具有较低分子量的组分或片段，具有与肝素钠相同的肝素五糖结构。与肝素相比，其优势在于：肝素钠对于 FⅩa 和 FⅡa 因子均具有较强的抑制作用，而 LMWH 因分子量低，糖单位小于 18 个，仅对 FⅩa 表现出较强的抑制活性。根据制备方法不同，LMWH 又可分为五类，被《英国药典》（2002年版）收载，见表 6-2。

表 6-2　《英国药典》（2002 年版）中收载的 5 种 LMWH

项目	英文通用名				
	Dalteparin sodium	Enoxaparin sodium	Nadroparin calcium	Parnaparin sodium	Tinzaparin sodium
中文通用名	达肝素钠	依诺肝素	纳肝素钙	帕肝素钠	汀肝素钠
来源	猪肠黏膜	猪肠黏膜	猪或牛肠黏膜	猪肠黏膜	猪肠黏膜
生产工艺	亚硝酸降解	β-消除降解	亚硝酸降解后除去 Mr2000 以下组分	过氧化物降解，Cu^{2+} 催化	肝素酶降解
还原端结构	6-O-硫酸-2，5-脱水-D-甘露醇	硫酸化或乙酰化氨基葡糖	6-O-硫酸-2，5-脱水-D-甘露醇	2-N，6-O-二硫酸-D-氨基葡糖	2-N，6-O-二硫酸-D-氨基葡糖
非还原端结构	2-O-硫酸-α-L-艾杜糖醛酸	4-烯醇式吡喃糖醛酸	2-O-硫酸-α-L-艾杜糖醛酸	2-O-硫酸-α-L-艾杜糖醛酸	2-O-硫酸-4-烯醇式吡喃糖醛酸
硫酸化程度	2~2.5	2	2	2~2.6	1.8~2.5
重均 M_w	5600~6400	3500~5500	3600~5000	4000~6000	5500~7500
抗 FⅩa 活性	110~210IU/mg	90~125IU/mg	95~130IU/mg	75~110IU/mg	70~120IU/mg
抗 FⅡa 活性	35~100IU/mg				
FⅩa/FⅡa	1.9~3.2	3.3~5.3	2.5~4.0	1.5~3.0	1.5~2.5

（四）硫酸软骨素

硫酸软骨素（chondroitin sulfate，CS）是来源于猪的喉骨、鼻中骨、气管等软骨组织的一种天然黏多糖，由交替的 N-乙酰半乳糖胺（GalNAc）和 D-葡萄糖醛酸（GlcA）的二糖单元组成，二糖单元中 GalNAc 的 C-4、C-6 位和 GlcA 的 C-2、C-3 位的羟基被一个或多个硫酸基取代，形成不同硫酸化位置和数量的 CS，其结构如图 6-2 所示。CS 临床上主要用于高脂血症及骨关节炎等的治疗。

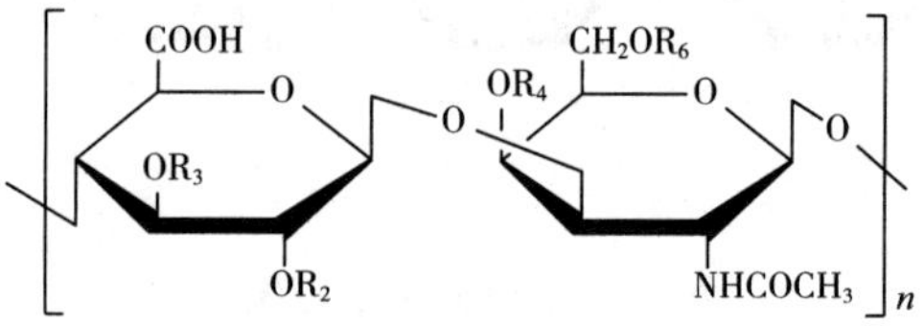

R$_2$=R$_3$=R$_4$=R$_6$=H, nonsulfated chondroitin
R$_4$=SO$_3^-$, R$_2$=R$_3$=R$_6$=H, chondroitin-4-sulfate, CSA
R$_2$=R$_4$=SO$_3^-$, R$_3$=R$_6$=H, chondroitin-2,4-disulfate, CSB
R$_6$=SO$_3^-$, R$_2$=R$_3$=R$_4$=H, chondroitin-6-sulfate, CSC
R$_2$=R$_6$=SO$_3^-$, R$_3$=R$_4$=H, chondroitin-2,6-disulfate, CSD
R$_4$=R$_6$=SO$_3^-$, R$_2$=R$_3$=H, chondroitin-4,6-disulfate, CSE
R$_3$=R$_4$=SO$_3^-$, R$_2$=R$_6$=H, chondroitin-3,4-disulfate, CSK
R$_3$=R$_6$=SO$_3^-$, R$_2$=R$_4$=H, chondroitin-3,6-disulfate, CSL
R$_3$=R$_4$=R$_6$=SO$_3^-$, R$_2$=H, chondroitin-3,4,6-trisulfate, CSM

图 6-2 硫酸软骨素结构

（五）羟乙基淀粉

羟乙基淀粉（hydroxyethyl starch，HES）是以马铃薯或糯玉米中的支链淀粉为原料，经水解和醚化等结构修饰得到的 2，6 位羟乙基取代的多糖化合物，平均分子量为 130kDa，其结构如图 6-3 所示。作为一种人工合成的胶体多糖溶液，HES 化学结构与糖原近似，胶体特征与人血蛋白相近，具有过敏率低、无病毒感染风险、治疗费用低等特点，解决了天然淀粉性质不稳定且易被内源性淀粉酶水解的弊端，成为临床上广泛使用的血容量补充药。在临床上广泛应用于预防和治疗各种原因造成的低血容量，包括失血性、烧伤性及手术中休克，血栓闭塞性疾患等。HES 最早是在 20 世纪 60 年代由美国研发成功，后续通过对分子量、羟乙基摩尔取代度等的不断调整，在 1981 年和 1999 年又相继研发出了分子量和羟乙基摩尔取代度逐渐降低的第二代产品 HES200/0.5 和第三代产品 HES130/0.4（其中前面的数字"130"表示分子量大小，后面的数字"0.4"表示羟乙基摩尔取代度）。目前临床上使用最为广泛的是第三代 HES 产品 HES130/0.4，是 2012 年和 2018 年版我国基本药物目录品种，原研厂为德国费森尤斯卡比公司（Fresenius Kabi，商品名称为万汶）。

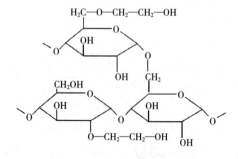

图 6-3 羟乙基淀粉结构

第二节　多糖药物质量控制

随着药品研发和生产的全球化，监管机构面临着供应链长、原料供应商增多带来的监管难题，若无法控制药物原料的质量，就极易导致质量缺陷产品的出现。肝素钠是防治血栓栓塞性疾病、弥漫性血管内凝血的首选药物，2008 年美国百特公司的"肝素钠事件"造成 81 人死亡，300 多人出现严重不良反应，美国 FDA 随即展开调查并召回市场上的大部分肝素钠，导致肝素产品短缺，无法满足病人需要，使其升级为一个国际事件。FDA 召开有美国、澳大利亚、中国等 12 个国家和欧洲药典委员会专家参加的肝素钠问题国际研讨会，并开发出一种新的通过使用核磁共振、毛细管电泳、酶动力学和生物学鉴定法等技术的测试方法（非标方法），最终检测出污染物是多硫酸软骨素——一种从动物软骨得来的类肝素物质。该物质可直接激活血浆中缓激肽的释放，诱发补体蛋白的产生，促使丝氨酸蛋白酶的激活，使免疫细胞释放炎性介质导致低血压、呼吸急促等不良症状。

多糖来源广泛，结构复杂，相对分子质量大，生产过程极其烦琐，即使生产方法严格遵循药品质量管理规范（GMP）的要求，也还有很多不可控的因素会影响其质量。"肝素钠事件"就暴露出当时的肝素钠检验方法不足以保证其质量安全，促使 FDA 加紧开发肝素钠鉴别和杂质检测的新方法，数次修订和更新肝素钠质量标准，对杂质含量、肝素原料来源等方面的要求更加严格。因此，建立多糖药物的质量控制标准对于保障其安全性和有效性至关重要。

多糖药物均来自自然界生物体，生产工艺多包括提取、纯化、水解、结构修饰等工艺步骤，过程较为复杂，因此其质量控制应贯穿于其种属来源、提取、分离纯化、结构修饰、结构鉴定、含量及活性测定等一系列过程的管理和控制中，质量控制主要包括单糖或二糖组成、分子量及其分子量分布、取代基、末端结构、有关物质、残留溶剂、含量测定、生物效价、细菌内毒素和比旋度等测定项目。基于多糖生产工艺复杂，结构不明确，质控难度较大等特点，其质量控制应关注以下 4 个方面。

（1）种属来源。

不同种属来源的多糖药物在糖组成、相对分子质量、生物活性方面都存在差异，因此多糖来源和制法需在质量标准中进行严格规定。

（2）结构确证。

是多糖质控难度最大的部分，与药物有效性和安全性都直接相关，具体包括多糖的相对分子质量与相对分子质量分布、糖链末端结构、糖链修饰结构、糖组成、异头碳构型、糖苷键类型等。

（3）有效性。

基于多糖结构和活性的相关性，除含量测定、效价测定等项目外，还应关注多糖的单糖组成、相对分子质量与相对分子质量分布、硫酸化多糖的硫酸根含量等。

（4）安全性。

多糖生产过程中的蛋白、核酸、有机残留，相对分子质量大小以及生产、贮存过程中出现的其他杂质等都与临床使用的安全性直接相关，应被严格控制。

随着对糖类药物研究的日趋深入及新技术的应用，对药物分子、糖链结构、杂质、含量、活性等检测被提到新的高度，新技术的应用使我们对其结构、理化性质、杂质、活性等有了更为深入的了解。需紧跟时代步伐，建立更完善的分析检测方法与标准，保障人民群众用药安全有效。

第三节　多糖药物质量控制实例

多糖药物的化学结构与其生理功能和生物活性密切相关，建立基于结构特征的多糖质量控制方法，有利于保证多糖药物的安全有效。下面就多糖质量控制中定性、定量、杂质控制及结构测定等项目中涉及的检测方法和技术进行介绍。

一、鉴别试验

（一）硫酸软骨素（CS）的单糖组成和摩尔比值分析

CS 在人和动物的组织器官中广泛存在，不同来源 CS 的结构呈现高度的不均一性，表现在硫酸化位置、硫酸化程度、相对分子质量等，甚至同一组织内的 CS，其结构也会随生理、病理状态及发育阶段而变化。研究表明，不同来源 CS 的 4-硫酸化软骨素二糖（ΔDi-4S）和 6-硫酸化软骨素二糖（ΔDi-6S）的比例（4S/6S）有所不同，理化和药效性质有很大差异。海洋来源CS 的 4S/6S 比值为 0.4~0.8，陆地来源 CS 的 4S/6S 比值均大于 1.0。此外，牛来源 CS 的 4S/6S比值为 1.5~1.7，鸡来源的为 2.8~4.6，猪来源的为 4.0~6.3，猪气管的约为 4.0，猪喉骨的约为 4.5，猪鼻中骨的约为 5.9。可见，4S/6S 比值是区分 CS 不同种属来源的一个重要指标。

高效液相法具有操作自动化程度高、分析速度快、测定样品范围广等优势，是目前药物质量控制的常用方法。由于糖类化合物一般缺乏特殊的紫外吸收，为提高其灵敏度，常常采用衍生的方法使其成为具有紫外或荧光吸收的衍生物再进行检测，包括柱前衍生-HPLC 法、柱后衍生-HPLC 法、直接 HPLC 法和离子交换色谱法。如 2020 年版《中国药典》中，采用酶解-离子色谱法对 CS 的 4S/6S 摩尔比值进行测定。

（1）色谱条件与系统适用性试验。

用强阴离子交换硅胶为填充剂（Hypersil SAX 柱，4.6mm×250mm，5μm 或效能相当的色谱柱），以水（用稀盐酸调节 pH 值至 3.5）为流动相 A，以 2mol/L 氯化钠溶液（用稀盐酸调节 pH 值至 3.5）为流动相 B；检测波长为 232nm。按表 6-3 进行线性梯度洗脱。取对照品溶液注入液相色谱仪，出峰顺序为软骨素二糖（ΔDi-0S）、ΔDi-6S 和 ΔDi-4S，三者分离度均应符合要求。

表 6-3　梯度洗脱条件

时间/min	流动相 A/%	流动相 B/%
0	100	0
4	100	0
45	50	50

（2）测定。

取 CS 约 0.1g，精密称定，置 10mL 容量瓶中，加水溶解并定量稀释至刻度，摇匀，用 0.45μm 滤膜过滤。精密量取 100μL，置具塞试管中，加三羟甲基氨基甲烷缓冲液（取三羟甲基氨基甲烷 6.06g 与醋酸钠 8.17g，加水 900mL 使溶解，用稀盐酸调节 pH 值至 8.0，用水稀释至 1000mL）800μL，充分混匀，再加入硫酸软骨素 ABC 酶液（取硫酸软骨素 ABC 酶适量，按标示单位用上述缓冲液稀释制成每 100μL 中含 0.1 单位的溶液）100μL，摇匀，置 37℃ 水浴中反应 1h，取出，在 100℃ 加热 5min，用冷水冷却至室温。以每分钟 10000 转离心 20min，取上清液，用 0.45μm 滤膜滤过，作为供试品溶液。精密量取 20μL 注入液相色谱仪，记录色谱图。另取 CS 对照品适量，精密称定，同法测定。

（3）根据色谱图（图 6-4），通过 ΔDi-6S 和 ΔDi-4S 的峰面积计算 4S/6S 比值。

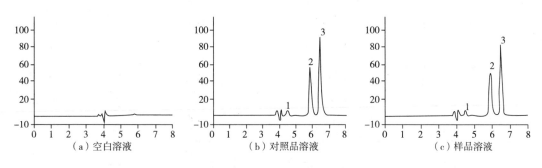

图 6-4 硫酸软骨素、液相色谱图

（1—ΔDi-0S；2—ΔDi-6S；3—ΔDi-4S）

（二）藻酸双酯钠单糖组成和摩尔比值分析

藻酸双酯钠（Propylene glycol aginate sodium sulfate，PSS）是以海带提取物低分子量褐藻胶为原料，通过酯化反应在糖环 C6 位引入丙酯基，通过磺化反应在 C2、C3 位引入磺酸基，而得到的一种海洋低分子硫酸多糖化合物，结构如图 6-5 所示。PSS 的分子骨架是由 β-D-甘露糖醛酸（mannuronic acid，M）和 α-L-古罗糖醛酸（guluronic acid，G）以 1，4 糖苷键连接而成。褐藻胶的种属、收获时间、收获位置以及处理方式不同，其 M 和 G 的比例会有所不同。M、G 比例不同的 PSS 样品，理化和药效性质有很大差异，测定单糖组成，即 M 和 G 的比例（M/G 比值），可实现对 PSS 样品结构确证及鉴别，在一定程度上间接显示不同厂家产品起始物料的种属差别。

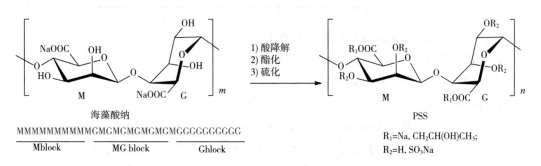

图 6-5 褐藻胶及其衍生物 PSS 的基本结构

核磁共振（Nuclear magnetic resonance，NMR）广泛应用于 M/G 比值的测定（图 6-6），然而，NMR 要求大量的样品，并且为减少褐藻胶的黏度，光谱需要在高温下捕获。因此，NMR 应用于测定 M/G 比值可能需要面临样品量少、筛选样品多的挑战。褐藻胶及其衍生物水解产生寡糖，随后通过分离分析测定 M/G 比值，目前已知的分离技术有 HPLC、CE、GC、HPAEC。然而，这些分离方法大部分都需要衍生，衍生过程需要含量验证也可能引入杂质。配有脉冲安培检测器的高效阴离子交换色谱（HPAEC-PAD）可以解决这些问题，该方法不需要衍生即可分离分析多种单糖，包括 M、G，且与 NMR 测定的结果基本一致（表 6-4）。

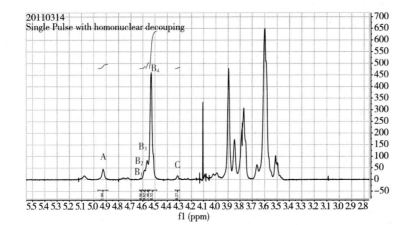

编号	质子峰
A	G（H_1）
B_1	GGM（H_5）
B_2	MGM（H_5）
B_3	MG（H_1）
B_4	MM（H_1）
C	GG（H_5）

图 6-6　褐藻胶的 ^{1}H-NMR 谱及信号峰归属

表 6-4　HPAEC-PAD 法和 NMR 分析测定的 M/G 比值结果比较

样品	M/G 比值	
	HPAEC-PAD 法	NMR 分析
褐藻胶（$M.p.$）	1.4	1.43
褐藻胶（$S.f.$）	0.7	0.76
褐藻胶（$L.j.$）	1.8	1.98
M 片段	6.8	7.02
G 片段	0.3	0.29

PSS 单糖组成和摩尔比值分析的操作规程如下。

（1）标准品溶液。

M、G 标准品分别用水溶解并稀释至 20mg/kg。

（2）样品前处理。

PSS 用水溶解并稀释至 5mg/mL，与 2M TFA 等比例加入到安瓿瓶中，在 100℃降解 6h。降解完毕后，多余的 TFA 通过旋转蒸发去除，每一种水解物在相同体积的水中重新溶解，用稀 NaOH 溶液将其 pH 调整为中性。将每个供试品溶液的最终浓度稀释至 50mg/kg，等待

HPAEC-PAD 分析。

（3）色谱条件与系统适用性试验。

用高效阴离子交换色谱柱（CarboPac PA1 糖分析柱，4mm×250mm），以 5mmol/L NaOH 和 150mmol/L NaOAc（1∶1）为流动相，采用脉冲安培检测器（金工作电极，四电位波形），在柱温为 30℃、流速为 1mL/min 条件下，进行色谱分析。

（4）测定。

分别取标准品溶液、供试品溶液 20μL 注入液相色谱仪，数据采集记录时间为 15min（图 6-7）。根据供试品 M 和 G 的峰面积计算 M/G 比值。

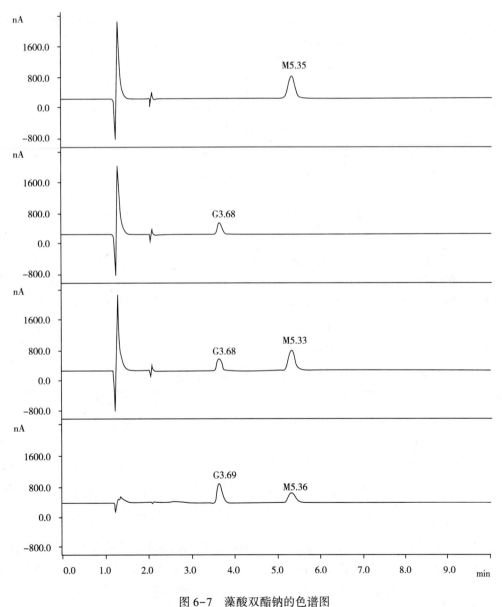

图 6-7 藻酸双酯钠的色谱图

（从上到下依次为 M 标准品、G 标准品、PSS、G 片段）

二、分子量与分子量分布

多糖是天然高分子中具有多分散性的聚合物，分子量与分子量分布是高分子化合物最基本的参数之一，是研究多糖性质的一项重要工作。多糖的多种理化性质及活性都与分子量及其分布有关。右旋糖酐分子量很大，经水解后用不同浓度的乙醇分级沉淀，可以得到不同分子量段的右旋糖酐成品。右旋糖酐分子量为 100~200kDa 时能使血液中血细胞聚集，而分子量为 20~40kDa 时，不但不使红细胞聚集，反而使已聚集的红细胞解聚，所以不同品种的右旋糖酐因分子量不同在临床上有完全不同的应用，这些现象在羟乙基淀粉、羧甲基淀粉及其他多糖药物中也有类似的情况。

分子排阻色谱法（SEC）是质量标准中应用最广泛的方法，可同时获得多糖的重均分子量（M_w）、数均分子量（M_n）、黏均分子量（M_η）、Z 均分子量（M_z）以及分布宽度（M_w/M_n，D）等信息。SEC 常用的检测器有光散射检测器（LS）和示差折光检测器（RI），LS 是分子量依赖性检测器，散射光的强度及其对散射角和溶液浓度的依赖性与溶质的分子量、分子尺寸和形态有关，无须使用分子量对照品，测得的是绝对分子量，但仪器普及度不高；RI 是通用型检测器，需要使用与待测样品结构、色谱保留行为一致且具备适宜的分子质量分布范围的对照品建立标准曲线，通过保留时间（Rt）和 M_w 对数值（$\log M_w$）成正比关系的原理用 GPC 软件计算未知样品相对分子质量大小，该方法对实验条件的一致性要求严格。2015 年版《中国药典》收载了分子排阻技术联用折光检测器（SEC-RI）测定多糖的分子量与分子量分布的方法，其中常用标准曲线校正方法包括窄分布标样标定法和宽分布标样标定法。

（一）窄分布标样标定法

窄分布标样标定法简单明了，是最常用的校正方法。该法选用一组与被测样品同类型的已知分子量的单分散性标样（$D<1.1$），以标样 $\log M_w$ 对淋出体积作图，得到标准曲线。但是由于多糖试样的多样性，不是每种多糖都可以制得窄分布的标样。目前，多糖窄分布标样仍然为数不多，如右旋糖酐分子量对照品（表 6-5）、USP 依诺肝素钠分子量对照品。图 6-8 为右旋糖酐分子量对照品叠加图及校正曲线。

表 6-5　右旋糖酐分子量对照品

序号	名称	编号	M_p	序号	名称	编号	M_p
1	D0	140637-201203	180	5	D4	140641-201203	13050
2	D1	140638-201203	2700	6	D5	140642-201203	36800
3	D2	140639-201203	5250	7	D6	140643-201203	64650
4	D3	140640-201203	9750	8	D2000	140646-201203	2000000

（二）宽分布标样标定法

由于窄分布多糖分级标定方法受到样品来源的限制，Hamielec 首先提出宽分布标样来进行 GPC 校正，该法实际是渐进校正法的一种。它的最大优点是无须窄分布标样，而且所需宽分布标样的数量少（一般是 1 个）。因此，该法在多糖分子量测定中运用得越来越多，如肝素和低分子量肝素宽分布标准品（图 6-9，表 6-6）、硫酸软骨素宽分布标准品。在选择该类标准品时，要求宽分布标样的分子量宽度要宽于待测样品，确保能够涵盖待测样品的分子量范围。

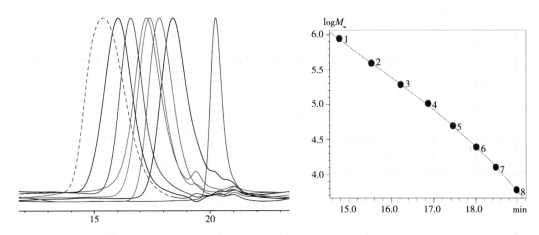

图 6-8　右旋糖酐分子量对照品叠加图及校正曲线

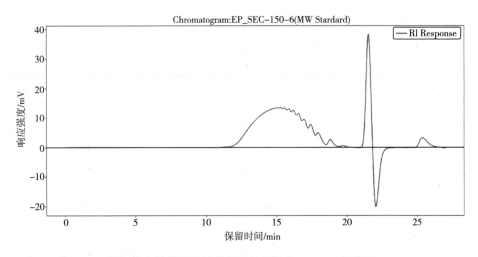

图 6-9　低分子量肝素分子量对照品 SEC-IR 色谱图

表 6-6　低分子量肝素分子量对照品宽分布标样表

点	分子量	累计峰面积百分比/%	点	分子量	累计峰面积百分比/%
1	600	<0.18	10	6000	<52.27
2	1200	<1.82	11	6600	<57.57
3	1800	<6.74	12	7200	<62.48
4	2400	<13.20	13	8400	<71.00
5	3000	<20.13	14	9600	<77.96
6	3600	<27.09	15	12000	<87.97
7	4200	<33.89	16	13600	<92.40
8	4800	<40.33	17	15600	<96.05
9	5400	<46.48	18	18000	<98.42

（三）分子量与分子量分布测定标准操作规程

（1）仪器连接。

色谱柱选择凝胶柱（根据待测供试品分子量的大小选择不同的柱系，见表6-7），检测器选择折光检测器，将仪器按进样器→色谱柱→检测器的顺序连接好。

表6-7　常用的商品凝胶柱

型号	填料	分离范围	型号	填料	分离范围	生产厂商
Shodex OH$_{PAK}$	聚乙烯醇凝胶		Shodex Sugar	磺化聚苯乙烯-二苯乙烯凝胶		Showa Denko
SB-802HQ		1×10^4	KS-802（Na）		1×10^4	
SB-803HQ		1×10^5	KS-803（Na）		5×10^4	
SB-804HQ		4×10^5	KS-804（Na）		4×10^5	
SB-805HQ		4×10^6	KS-805（Na）		5×10^6	
SB-806HQ		2×10^7	KS-806（Na）		5×10^7	
SB-806MHQ		2×10^7				
TSK GSW$_{XL}$	硅胶		TSK G PW$_{XL}$	甲基丙烯酸酯		Toyo Soda
G2000		$1\times10^3\sim3\times10^4$	G3000		$1\times10^3\sim5\times10^4$	
G3000		$2\times10^3\sim7\times10^4$	G4000		$2\times10^3\sim3\times10^5$	
G4000		$4\times10^3\sim5\times10^5$	G5000		$1\times10^4\sim1\times10^6$	
			G6000		$4\times10^4\sim8\times10^6$	

（2）系统平衡。

分别用水、流动相以0.5mL/min的流速冲洗系统，充分平衡色谱柱、检测池、参比池，使基线平稳，注意保持温度恒定，一般平衡需4h。

（3）系统校正。

用流动相充分溶解制成每1mL中约含10mg供试品分子量对照品（窄分布或宽分布对照品）的标准品溶液，取25μL注入液相色谱仪，记录色谱图。对照品准确积分，以保留时间为横坐标，分子量的对数值为纵坐标，使用GPC软件，拟合三次方程，建立校正曲线，相关系数应不小于0.990。

（4）供试品分子量与分子量分布计算。

用流动相充分溶解制成每1mL中约含10mg的供试品溶液，取25μL注入液相色谱仪，记录色谱图（保证主峰和溶剂峰能彻底洗脱，图6-10）。使用GPC软件，选择校正曲线，计算供试品的M_w及分子量分布。

三、含量或效价测定

（一）肝素抗凝效价测定

肝素链中存在独特的核心五糖结构，可与AT-Ⅲ结合，改变AT-Ⅲ构象，增大凝血酶

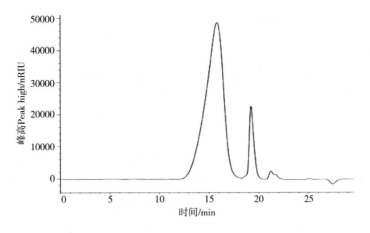

图 6-10 多糖分子量图谱

FⅡa、FXa 作用。抑制 FⅡa 因子活性时，肝素链必须同时与 AT-Ⅲ 和 FⅡa 形成封闭的三元复合物，至少要由 18 个单糖组成且含有核心五糖结构的肝素才能形成此复合物；而抑制 FXa 因子活性时，则只需要肝素链含有核心五糖结构即可，对链长没有要求。因此，低分子肝素主要对 Xa 发挥抑制作用，保留了部分 Ⅱa 抑制活性。肝素和低分子肝素的主要差异在于对 Ⅱa 因子活性的抑制作用，低分子肝素的抗栓作用强，抗凝作用弱，出血倾向小。

生物效价法测定含量是肝素质量控制的法定方法（表 6-8），《中国药典》《美国药典》《英国药典》《日本局方》中均引用此法，但具体要求和操作略有不同，生色底物法由于特异性强，易于标准化和自动化，受人为和环境因素影响小，实验精密度和重现性较好，成为目前的主流方法。

表 6-8 不同方法测定多糖效价

方法	标准收载	试剂	仪器	优缺点
全血或血浆法	CHP2010	全血、血浆	肉眼观察	全面反映抗凝活性，试剂不易标准化，终点判断影响因素多
活化部分凝血时间法（APTT 法）	FP80	血浆、APTT 试剂	血凝仪	可自动化，专属性不够
生色底物法	CHP2015、EP83、USP33	AT-Ⅲ、FⅡa、FXa、生色底物 S-2765 和 S-2238	UV 酶标仪	标准化、自动化、专属

1. 原理

FⅡa 和 FXa 均具有酰胺酶活性，能够与底物反应，使底物结构中精氨酸与对硝基苯胺连接处的共价键断开，游离出发色基团，反应体系由无色转变为黄色，当加入对 FⅡa 和 FXa 具有抑制作用的药物后，则会延缓反应体系变色的时间（图 6-11），通过在 405nm 处检测 OD 值变化情况即可反映抑制作用的强弱。OD 的变化率与保留在实验体系中的 FⅡa 和 FXa 因子的活性成正比。

AT+肝素(过量) ⟶ [AT·肝素]

[AT肝素]+凝血酶(过量) ⟶ [AT·肝素·凝血酶+凝血酶（剩余）]

H-D-Phe-Pip-Arg-pNA+H_2O ⟶(凝血酶（剩余）) H-D-Phe-Pip-Arg-OH+pNA

图 6-11　生色底物法凝血酶与底物反应过程

2. 实验步骤

（1）将标准品（S）和供试品（T）用 pH 为 8.4 的缓冲液稀释成 4 个浓度，每个浓度平行 2 次，加入 96 孔板中。为抵消温度和加样位置对实验结果的影响，采用“S”形加样顺序（图 6-12）。

1 2 3 4 5 6 7 8 9 10 11 12
A B1 S1 T1
B B2 S2 T2
C B3 S3 T3
D B4 S4 T4
E T1 S1 B1
F T2 S2 B2
G T3 S3 B3
H T4 S4 B4

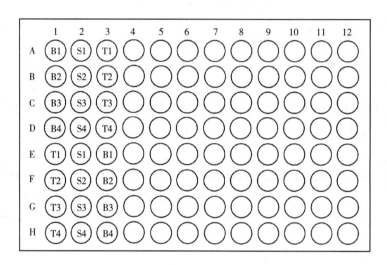

图 6-12　“S”形加样顺序示意图

S—标准品　B—空白　T—供试品

（2）反应流程（图 6-13）：所有试剂均使用 pH=8.4 的缓冲液配置成相应浓度。

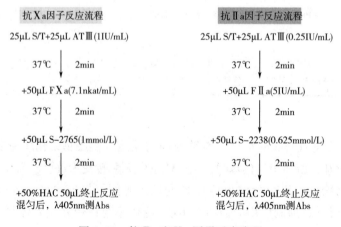

抗Ⅹa因子反应流程
25μL S/T+25μL ATⅢ(1IU/mL)
37℃ 2min
+50μL FⅩa(7.1nkat/mL)
37℃ 2min
+50μL S-2765(1mmol/L)
37℃ 2min
+50%HAC 50μL终止反应
混匀后，λ405nm测Abs
抗Ⅱa因子反应流程
25μL S/T+25μL ATⅢ(0.25IU/mL)
37℃ 2min
+50μL FⅡa(5IU/mL)
37℃ 2min
+50μL S-2238(0.625mmol/L)
37℃ 2min
+50%HAC 50μL终止反应
混匀后，λ405nm测Abs

图 6-13　抗Ⅱa 和Ⅹa 因子反应流程

（3）以吸光度值与浓度的对数值作线性回归。基于量反应平行线法测定原理，S 和 T 的剂量与吸光度呈直线关系，并且 S 和 T 两条直线应平行。首先对实验结果进行可靠性测验，回归关系应非常显著（$P<0.01$），偏离平行不显著（$P>0.05$），二次曲线、反向二次曲线不显著（$P>0.05$），实验可靠性测验通过者计算效价和 95% 规律水平的误差范围（FL%），FL% 应不大于 15%。

3. 常见问题

（1）实验开始前应做空白实验，观察空白吸光度值是否合适，太低或太高都要调整实验参数。

（2）标准品和样品必须有相同的量效关系，因此应选择与样品结构、活性一致的标准品，比如肝素与 LMWH 的标准品不混用。

（3）4 个剂量显色范围应尽量保证在紫外最佳检测范围内，4 个剂量应具有一定的显色梯度。调整剂量范围，使 4 个 log 剂量的反应呈线性。

（4）估计效价应尽量接近实际效价，才能取得较准确的结果；根据反应原理可知，除标准品、样品外，Ⅹa 因子、Ⅱa 因子的加入需保持准确。

（二）CS 含量测定

CS 含量测定方法很多。分光光度法最为简便，将 CS 水解产生氨基半乳糖，使用盐酸氨基葡萄糖为对照品进行计算，该法的专属性和重现性不好。《美国药典》《欧洲药典》和《英国药典》采用电位滴定法测定 CS 含量，CS 是聚阴离子，可与氯化十六烷基吡啶（CPC）作用生成难溶物，适当条件下形成稳定的混悬液，与已知浓度的 CS 溶液比较混悬液的透光度，可知检测物的含量。电位滴定法的缺点在于 CPC 低温易析出，且与其他酸性黏多糖也有类似的沉淀反应，因此方法专属性不好。《中国药典》目前采用的是酶解液相色谱法测定 CS 含量，是利用 CS ABC 酶，在 37℃ 条件下把 CS 酶解为 CS A（ΔDi-4S）、CS B（ΔDi-0S）、CS C（ΔDi-6S），按照外标法以 3 个组分峰的面积之和计算含量。该方法专属性好、灵敏度高、重现性好。

具体操作规程参考"CS 的单糖组成和摩尔比值分析"。

四、羟乙基淀粉（HES）取代基测定

支链淀粉作为 HES 的起始原料，在体内易被 α-淀粉酶快速水解并通过肾脏排泄，而羟乙基化则可以有效缓解这一过程。在 HES 生产过程中，支链淀粉脱水形成的葡萄糖残基的 C2、C6 位均可被羟乙基化。其中 C2 位由于空间位阻小，是最主要的取代位置，取代后最不易被 α-淀粉酶水解，因此 2 位和 6 位的取代度比值直接影响代谢速度。但羟乙基化时，脱水葡萄糖残基中每个羟乙基的反应能力因反应条件而出现差异，从而影响到样品的取代程度。因此，羟乙基摩尔取代度以及 C2 位羟乙基化与 C6 位羟乙基化比值（C2/C6 比值）是反映 HES 产品结构和衡量羟乙基淀粉代谢快慢的重要指标，更是决定临床用药效果的关键。

（一）C2/C6 比值（气相色谱法）

1. 原理

HES 酸水解后得到 C2 取代单糖：1，2-O-乙烯基-α-D-呋喃葡萄糖（A_1）、1，2-O-乙烯基-α-D-吡喃葡萄糖（A_2）、1，2-O-乙烯基-β-D-吡喃葡萄糖（A_3）、2-O-羟乙基-α-D

-葡萄糖（A_4）、2-O-羟乙基-β-D-葡萄糖（A_5），和 C6 取代单糖：6-O-羟乙基-α-D-葡萄糖（A_6）、6-O-羟乙基-β-D-葡萄糖（A_7）。

2. 操作规程

（1）溶液制备。

溶液 A：取等体积的稀硫酸与水混合均匀，即得。

供试品溶液：取本品 0.18g，置 5mL 量瓶中，加溶液 A 3.0mL 振摇使溶解，100℃ 加热 4h。冷却至室温，加碳酸钡 0.9g，9000g 离心 15min，检查上清液 pH 值，如显酸性，再取碳酸钡 0.2g，分次加入，直至上清液显中性，用 0.45μm 滤膜滤过，取滤液 0.5mL 置自动进样瓶中，40℃ 蒸干，残渣加嘧啶 0.5mL、N，O-2（三甲基硅烷基）乙酰胺 0.25mL 和三甲基氯硅烷 25μL，密封，40℃ 加热 1h，并时时振摇。冷却至室温，每瓶进样 3 次。同时制备双份样品。

对照品溶液制备：取中分子量的羟乙基淀粉对照品，同法制备，即得。

（2）色谱条件与系统适用性试验。

毛细管柱：以聚（乙烷）硅氧烷为固定相（0.32mm×15m，0.25μm）；载气：氢气（69kPa）；检测器：氢火焰离子化检测器；分流比：1∶20；进样量：1μL；进样口温度：250℃；检测器温度：300℃；按表6-9进行色谱柱程序升温。取对照品溶液注入液相色谱仪，出峰顺序依次为 A_1、A_2、A_3、A_4、A_5、A_6。分离度：A_5 和 A_6 衍生物分离度应不小于1.5。A_1 衍生物的对称因子应为 0.6~1.5，连续进样 3 次 A_1 衍生物峰面积 RSD 不得超过 5.0%。

表 6-9　色谱柱程序升温条件

时间/min	温度/℃
0~1	150
1~25	150→270
25~28	270

（3）测定。

精密量取 1μL 供试品溶液注入气相色谱仪，记录色谱图，按照下式通过各单糖峰面积计算 C2/C6 比值。

$$C2/C6\ 比值 = \frac{A_1+A_2+A_3+A_4+A_5}{A_6+A_7}$$

3. 各企业 HES 原料药 C2/C6 比值比较

目前，各 HES 原料生产企业质量标准均无该项规定。笔者搜集比较了 11 批 HES 原料药和《欧洲药典》中等相对分子质量对照品根据上述方法测得的 C2/C6 比值（表6-10），结果显示 C2/C6 比值差异较大：《欧洲药典》对照品和进口企业 Q 的原料为马铃薯淀粉，C2/C6 比值在 5.0 附近；C 厂家结果为 7.2；其余均在 8.4~9.5。

表 6-10　各企业 HES 原料药 C2/C6 比值

序号	供样企业编号	批号	C2/C6 比值（$n=3$）
1	A	28-305/S170651	9.4
2	B	1F170607	7.2

序号	供样企业编号	批号	C2/C6 比值（$n=3$）
3	C	17171221	8.2
4	D	Y170701	9.4
5	E	170810S1	9.0
6	F	20170711	9.4
7	G	161206H	9.5
8	H	1F1704008	9.3
9	I	Y17060615	8.4
10	J	17304	8.5
11	K	Ch.-Nr：03716	5.1
12	EP 中等 M_w 对照品	1	5.4

（二）羟乙基摩尔取代度（气相色谱法）

1. 原理

羟乙基淀粉经氢碘酸加热裂解取代乙氧基基团生成碘乙烷和乙烯，其分子总数与羟乙基总数相等，生成的碘乙烷用邻二甲苯萃取进行气相色谱分离，用甲苯作为内标进行定量，并折算出羟乙基摩尔取代度。

2. 操作规程

（1）溶液制备。

内标溶液制备：取甲苯 1.0mL，加二甲苯稀释至 200mL，即得。

供试品溶液：取本品 50.0mg，置 5mL 量瓶中，加入己二酸 0.10～0.15g，加入内标溶液 1.0mL，氢碘酸 2.0mL，闭塞，用开有圆孔的铝盖密封，同时制备 5 个样品。

对照品溶液制备：取 5mL 量瓶 7 个，各加入己二酸 0.10～0.15g，加入内标溶液 1.0mL，氢碘酸 2.0mL，闭塞，用开有圆孔的铝盖密封，用感量为 0.01mg 的天平称定重量。用 100μL 注射器，刺破瓶塞，分别加入碘乙烷 10mg、20mg、30mg、40mg、50mg、60mg 和 70mg，再称定重量，计算出加入碘乙烷的量。150℃加热 10h，放冷，称定重量，精确到 1mg，去除减失重量超过 5mg 的样品，取供试品 4 瓶，对照品 5 瓶分别量取溶液上层各 100μL，置自动进样瓶中，加二甲苯 1.0mL 稀释，立即密封，轻轻振摇。

（2）色谱条件与系统适用性试验。

气相色谱柱：以聚［（键和硅胶）（苯基）］［乙烷］硅氧烷为固定相（0.53mm×30m，3μm）；载气：氮气；检测器：氢火焰离子化检测器；分流比：1：20；进样量：1μL；进样口温度：200℃；检测器温度：280℃；流速：8mL/min；按表 6-11 进行色谱柱程序升温。取对照品溶液注入液相色谱仪，出峰顺序为碘乙烷、甲苯，二者分离度应不小于 1.5。对照品色谱图中，取碘乙烷和内标的峰面积比值与碘甲烷加入量（mg）进行线性回归，相关系数不得低于 0.990。

表6-11 色谱柱程序升温条件

时间/min	温度/℃
0~4	50
4~16	50→230
16~20	230

（3）测定。

精密量取1μL供试品溶液注入气相色谱仪，记录色谱图，以内标法计算供试品中碘乙烷浓度，再按如下公式换算成羟乙基摩尔取代度：

$$羟乙基摩尔取代度 = \frac{45.05 \times T/155.97}{(1 - 45.05 \times T/155.97 \times m) \times m} \times \frac{45.05}{162.14}$$

式中：m为供试品中羟乙基淀粉质量（mg）；45.05为乙氧基的分子量；155.97为碘乙烷分子量；T为供试品中碘乙烷的质量（mg）；162.14为无水葡萄糖分子量。

第四节 多糖药物质量标准

一、右旋糖酐20

本品系蔗糖经肠膜状明串珠菌L.-M-1226号菌（Leu-conostoc mesenteroides）发酵后生成的高分子葡萄糖聚合物，经处理精制而得。右旋糖酐20的重均分子量应为16000~24000Da。

（一）性状

本品为白色粉末，无臭，在热水中易溶，在乙醇中不溶。

比旋度：取本品加水溶解稀释制成每1mL中约含10mg的溶液，在25℃时，依法测定（通则0621），比旋度为+190°~+200°。

（二）鉴别

取本品0.2g，加水5mL溶解后，加氢氧化钠试液2mL与硫酸铜试液数滴，即生成淡蓝色沉淀；加热后变为棕色沉淀。

（三）检查

（1）分子量与分子量分布。

照分子排阻色谱法测定，重均分子量应为16000~24000，10%大分子部分重均分子量不得大于70000，10%小分子部分重均分子量不得小于3500。

（2）氯化物。

取本品0.10g，加水50mL，加热溶解后，放冷，取溶液10mL，依法检查，与标准氯化钠溶液5mL制成的对照液比较，不得更浓（0.25%）。

（3）氮。

取本品0.20g，置50mL凯氏烧瓶中，加硫酸1mL，加热消化至供试品成黑色油状物，放冷，加30%过氧化氢溶液2mL，加热消化至溶液澄清（如不澄清，可再加上述过氧化氢溶液

0.5~1.0mL，继续加热），冷却至20℃以下，加水10mL，滴加5%氢氧化钠溶液使成碱性，移至50mL比色管中，加水洗涤烧瓶，洗液并入比色管中，再用水稀释至刻度，缓缓加碱性碘化汞钾试液2mL，随加随摇匀（溶液温度保持在20℃以下）；如显色，与标准硫酸铵溶液（精密称取经105℃干燥至恒重的硫酸铵0.4715g，置100mL量瓶中，加水溶解并稀释至刻度，混匀，作为贮备液。临用时精密量取贮备液1mL，置100mL量瓶中，用水稀释至刻度，摇匀。每1mL相当于10μg的N）1.4mL加硫酸0.5mL用同法处理后的颜色比较，不得更深（0.007%）。

（4）干燥失重。

取本品，在105℃干燥6h，减失重量不得过5.0%。

（5）炽灼残渣。

取本品1.5g，依法检查，遗留残渣不得过0.5%。

（6）重金属。

取炽灼残渣项下遗留的残渣，依法检查，含重金属不得过百万分之八。

二、肝素钠

本品系自动物种属鉴别明确且检疫合格的猪肠黏膜中提取，是由不同分子量的硫酸氨基葡聚糖钠盐组成的混合物，由 α-D-氨基葡萄糖（N-硫酸化，O-硫酸化或N-乙酰化）和O-硫酸化糖醛酸（a-L-艾杜糖醛酸或β-D 葡萄糖醛酸）交替连接而成，具有延长血凝时间的作用。

（一）性状

本品为白色或类白色的粉末，极具引湿性，在水中易溶。

比旋度：取本品加水溶解并定量至每1mL中约含40mg的溶液，依法测定，比旋度应不小于+50°。

（二）鉴别

供试品溶液：取本品适量，精密称定，加水溶解并定量稀释制成每1mL中约含100mg的溶液，涡旋混合至完全溶解，精密量取0.5mL，加1mol/L盐酸溶液0.25mL与25%亚硝酸钠溶液0.05mL，振摇混匀，反应40min，加1mol/L氢氧化钠溶液0.2mL终止反应。

对照品溶液①：取肝素对照品0.25g，精密称定，精密加水2mL，涡旋混匀至完全溶解。

对照品溶液②：精密量取对照品溶液①1.2mL，加2%硫酸皮肤素对照品0.15mL与2%多硫酸软骨素对照品0.15mL。

对照品溶液③：取对照品溶液②0.1mL，用水稀释至1mL。

对照品溶液④：取对照品溶液①0.4mL，加水0.1mL，混匀，加1mol/L盐酸溶液0.25mL与25%亚硝酸钠溶液0.05mL，振摇混匀，反应40min，加1mol/L氢氧化钠溶液0.2mL终止反应。

对照品溶液⑤：精密量取对照品溶液②0.5mL，加1mol/L盐酸溶液0.25mL和25%亚硝酸钠溶液0.05mL，振摇混匀，反应40min，加1mol/L氢氧化钠溶液0.2mL终止反应。

（1）取本品，照肝素生物测定法（通则1208）测定，抗Ⅹa因子效价与抗Ⅱa因子效价比应为0.9~1.1。

（2）取本品适量，加水溶解并稀释制成每 1mL 中约含 10mg 的溶液，作为供试品溶液。照有关物质项下的方法测定，对照品溶液③色谱图中，硫酸皮肤素峰高与肝素和硫酸皮肤素峰之间谷高之比不得少于 1.3，供试品溶液色谱图中，供试品溶液主峰的保留时间应与对照品溶液③主峰的保留时间一致，保留时间相对偏差不得过 5.0%。

（3）本品的水溶液显钠盐鉴别的反应（通则 0301）。

（三）检查

（1）分子量与分子量分布。

照分子排阻色谱法测定。重均分子量应为 15000~19000，分子量大于 24000 的级分不得大于 20%，分子量 8000~16000 的级分与分子量 16000~24000 的级分比应不小于 1.0。

（2）总氮量。

按干燥品计算，本品总氮（N）含量应为 1.3%~2.5%。

（3）酸碱度。

取本品 0.10g，加水 10mL 溶解后，pH 值应为 5.0~8.0。

（4）溶液的澄清度与颜色。

取本品 0.50g，加水 10mL 溶解后，溶液应澄清无色；如显浑浊，照紫外-可见分光光度法（通则 0401），在 640nm 的波长处测定吸光度，不得过 0.018；如显色，与黄色 1 号标准比色液（通则 0901 第一法）比较，不得更深。

（5）核酸。

取本品，精密称定，加水溶解并定量稀释制成每 1mL 中约含 4mg 的溶液，照紫外-可见分光光度法（通则 0401），在 260nm 的波长处测定吸光度，不得过 0.10。

（6）蛋白质。

照蛋白质含量测定法（通则 0731 第二法）测定。按干燥品计算，含蛋白质不得过 0.5%。

（7）有关物质。

照高效液相色谱法（通则 0512）测定。

色谱条件：以烷醇季铵为功能基的乙基乙烯基苯-二乙烯基苯聚合物树脂为填充剂（AS11-HC 阴离子交换柱，2mm×250mm，与 AG11-HC 保护柱，2mm×50mm，或其他适宜的色谱柱）；以 0.04%磷酸二氢钠溶液（用磷酸调节 pH 值至 3.0，0.45μm 滤膜过滤，临用前脱气）为流动相 A，以高氯酸钠-磷酸盐溶液（取高氯酸钠 140g，用 0.04%磷酸二氢钠溶液溶解并稀释至 1000mL，用磷酸调节 pH 值至 3.0，0.45μm 滤膜过滤，临用前脱气）为流动相 B，按表 6-12 进行线性梯度洗脱；流速为每分钟 0.22mL；检测波长为 202nm；进样体积 20μL。

表 6-12 梯度洗脱条件

时间/min	流动相 A/%	流动相 B/%
0~10	75	25
10~35	75~0	25~100
35~40	0	100

系统适用性要求：对照品溶液④色谱图中应不出现肝素峰，对照品溶液⑤色谱图中硫酸皮肤素与多硫酸软骨素色谱峰的分离度不得小于 3.0。

测定法：精密量取供试品溶液，注入液相色谱仪，记录色谱图。

限度：供试品溶液色谱图中硫酸皮肤素的峰面积不得大于对照品溶液⑤中硫酸皮肤素的峰面积（2.0%）；除硫酸皮肤素峰外，不得出现其他色谱峰。

（8）残留溶剂。

照残留溶剂测定法（通则 0861 第二法）测定。

内标溶液：称取正丙醇适量，用水定量稀释制成每 1mL 中约含 80μg 的溶液。

供试品溶液：取本品约 2.0g，精密称定，置 10mL 量瓶中，加内标溶液溶解并稀释至刻度，摇匀，精密量取 3mL，置预先加有氯化钠 0.5g 的顶空瓶中，密封。

对照品溶液取甲醇、乙醇、丙酮适量，精密称定，用内标溶液定量稀释制成每 1mL 中约含甲醇 400μg、乙醇 400μg 与丙酮 80μg 的混合溶液，精密量取 3mL，置预先加有氯化钠 0.5g 的顶空瓶中，密封。

色谱条件：采用 6% 氰丙基苯基-94% 二甲基聚硅氧烷（或极性相似）为固定液的毛细管柱为色谱柱；起始温度为 40℃，维持 4min，以每分钟 3℃ 的速率升温至 58℃，再以每分钟 20℃ 的速率升温至 160℃；进样口温度为 160℃；检测器温度为 250℃；顶空瓶平衡温度为 90℃，平衡时间为 20min。

系统适用性要求：对照品溶液色谱图中，出峰顺序依次为甲醇、乙醇、丙酮、正丙醇，相邻各色谱峰间分离度均应符合规定。

测定法：取供试品溶液与对照品溶液分别顶空进样，记录色谱图。

限度：按内标法以峰面积计算，甲醇、乙醇与丙酮的残留量均应符合规定。

（9）干燥失重。

取本品，置五氧化二磷干燥器内，在 60℃ 减压干燥至恒重，减失重量不得过 5.0%（通则 0831）。

（10）炽灼残渣。

取本品 0.50g，依法检查（通则 0841），遗留残渣应为 28.0%～41.0%。

（11）钠。

照原子吸收分光光度法（通则 0406 第一法）测定。

盐酸溶液：0.1mol/L 盐酸溶液（每 1mL 中含氯化信 1.27mg）。

供试品溶液：取本品约 50mg，精密称定，置 100mL 量瓶中，加盐酸溶液溶解并稀释至刻度，摇匀。

对照品溶液：精密量取钠单元素标准溶液（每 1mL 中含 Na 200μg），用盐酸溶液分别定量稀释制成每 1mL 中约含钠 25μg、50μg、75μg 的溶液。

测定法：在 330nm 的波长处分别测定各对照品溶液和供试品溶液的吸光度。

限度：按干燥品计算，含钠（Na）应为 10.5%～13.5%。

（12）重金属。

取炽灼残渣项下遗留的残渣，依法检查（通则 0821 第二法），含重金属不得过百万分之三十。

（13）细菌内毒素。

取本品，依法检查（通则 1143），每 1 单位肝素中含内毒素的量应小于 0.010EU。

（四）效价测定

照肝素生物测定法（通则 1208 抗Ⅱa 因子/抗Ⅹa 因子效价测定法），抗Ⅱa 因子效价应为标示值的 90%~110%，抗Ⅹa 因子效价与抗 Da 因子的效价比应符合规定。

按干燥品计算，本品每 1mg 抗Ⅱa 因子的效价不得少于 180IU，抗Ⅹa 因子效价与抗Ⅱa 因子的效价比应为 0.9~1.1。

思考与拓展

1. 肝素类药物是目前临床使用最广泛的一类抗凝剂，其应用可引起潜在的药物不良反应——肝素诱导的血小板减少症（HIT），是以血小板减少为特征的免疫性疾病。2016 年 FDA 发布了《低分子肝素（LMWH）的免疫原性相关考虑（工业指南）》，提出了 LMWH 免疫原性研究的内容与方法，并要求各仿制 LMWH 厂家在进行注册申报时，需开展与 HIT 相关的免疫原性研究。我国作为肝素类原料药出口大国，2020 年国家药监局发布《LMWH 类仿制药免疫原性研究基本技术要求（征求意见稿）》，旨在促进现阶段仿制产品研究和评价工作的开展。那么为有效检测肝素类药物免疫原性风险可以建立哪些体外模型来实现其质量控制呢？

2. 低分子肝素是以粗肝素为原料，经物理、化学、生物的方法分级或降解，得到的较低分子量片段。我国主要有依诺肝素钠、那屈肝素钙、达肝素钠三个品种，请简述三种低分子肝素的结构差异和定义性特征，并找出其鉴别方法。

本章思政

参考文献

［1］王悦，范慧红. 多糖类生化药物的质控策略与质控技术研究进展［J］. 中国药学杂志，2021，56（1）：8-12.

［2］李京，范慧红. 微量生色底物法测定肝素钠抗Ⅹa 因子和抗Ⅱa 因子活性［J］. 中国生化药物杂志，2010，1（31）：45-47.

［3］国家药典委员会. 中华人民共和国药典：二部［S］. 2020 年版. 北京：中国医药科技出版社，2020.

［4］侯美曼. 硫酸软骨素质量标准研究［D］. 北京：中国食品药品检定研究院，2017.

［5］Lu J，Yang H，Hao J，et al. Impact of hydrolysis conditions on the detection of mannuronic to guluronic acid ratio in alginate and its derivatives［J］. Carbohydrate Polymers：Scientific and Technological Aspects of Industrially Important Polysaccharides，2015，122：180-188.